RECHERCHES

SUR LES

PARALYSIES OCULAIRES

CONSÉCUTIVES A DES

TRAUMATISMES CÉRÉBRAUX

PAR

Le Dr Amand CHEVALLEREAU

Ancien interne des hôpitaux,
Ancien interne (1877 et 1879) de la Clinique ophthalmologique du professeur Panas,
Membre de la Société clinique de Paris,
Secrétaire de la Rédaction de la *France médicale.*

PARIS

V. ADRIEN DELAHAYE ET Cie, LIBRAIRES-ÉDITEURS

PLACE DE L'ÉCOLE-DE-MÉDECINE

—

1879

RECHERCHES

SUR LES

PARALYSIES OCULAIRES

CONSÉCUTIVES A

DES TRAUMATISMES CÉRÉBRAUX

TRAVAUX DU MÊME AUTEUR

Calculs biliaires. Péritonite par perforation de la vésicule du fiel. Mort. Autopsie (*France médicale*, 1874).

Anévrysme de la crosse de l'aorte. Mort. Autopsie (*France médicale*, 1875).

Anévrysme du tronc brachio-céphalique. Mort. Autopsie (*France médicale*, 1875).

Fièvre typhoïde parotidite double. Accidents cérébraux. Mort. Autopsie (*France médicale*, 1875).

Pleurésie dans l'état puerpéral. Mort subite. Autopsie (*France médicale*, 1875).

Cancer de l'estomac, des intestins, de l'épiploon, du poumon. Mort. Autopsie (*France médicale*, 1875).

Mal de Pott sans déformation apparente, paraplégie. Mort. Autopsie (*France médicale*, 1875).

Cancer squirrheux du pylore chez un homme de 23 ans. Anémie cérébrale. Mort. Autopsie (*France médicale*, 1875).

De la méningite dans l'érysipèle de la face, leçons du professeur Hayem, rédigées par l'auteur. V. A. Delahaye et Ce, 1875.

Etranglement herniaire à l'orifice interne du canal inguinal. Débridement. Mort subite. Autopsie (*France médicale*, 1876).

Plaie pénétrante de poitrine par arme à feu. Abcès de la paroi ouvert à l'extérieur. Pleurésie double, purulente d'un côté. Vomique, Guérison (*France médicale*, 1876).

Conférences cliniques d'ophthalmologie, du professeur Panas, recueillies par l'auteur. Paris, V. A. Delahaye, 1877.

Empoisonnement par la strychnine. Mort. Autopsie (*France médicale*, 1877).

Plaie pénétrante de poitrine, hydropneumothorax, bruit de moulin, guérison (*France médicale*, 1878).

Leçons sur les Rétinites, du professeur Panas, recueillies et publiées par l'auteur. V. A. Delahaye, 1878.

Contusion de l'abdomen. Déchirure légère du foie. Rupture d'un kyste hydatique du rein. Mort très-rapide, en collaboration avec M. E. Gaucher (*Bulletin de la Société anatomique*, 1878).

Calcul du canal de Wharton, influence de la diathèse rhumatismale. Coliques salivaires à l'époque des règles. Extraction du calcul. Continuation des accidents (*France médicale*, 1878).

Un cas d'ophthalmie purulente blennorrhagique; amélioration d'une taie de la cornée (*Bulletin de la Société clinique de Paris*, 1878).

Phlegmon de l'orbite, énucléation, guérison (*Gazette d'ophthalmologie*, 1879).

RECHERCHES

SUR LES

PARALYSIES OCULAIRES

CONSÉCUTIVES A DES

TRAUMATISMES CÉRÉBRAUX

PAR

Le Dr Amand CHEVALLEREAU

Ancien interne des hôpitaux,
Ancien interne (1877 et 1879) de la Clinique ophthalmologique
du professeur Panas,
Membre de la Société clinique de Paris,
Secrétaire de la Rédaction de la *France médicale*.

PARIS
V. ADRIEN DELAHAYE ET Cᵒ, LIBRAIRES-ÉDITEURS
PLACE DE L'ÉCOLE-DE-MÉDECINE

1879

RECHERCHES

SUR LES

PARALYSIES OCULAIRES

CONSÉCUTIVES A

DES TRAUMATISMES CÉRÉBRAUX

Les paralysies des muscles moteurs de l'œil consécutives à des traumatismes cérébraux sont rares, mais surtout elles nous paraissent avoir été trop peu souvent recherchées. Nous avons parcouru un nombre assez considérable de livres, de mémoires et de journaux français ou étrangers pour ne trouver que bien peu de chose. En décrivant l'étiologie des paralysies musculaires, les ophthalmologistes les plus recommandables ne parlent même pas de cette cause. D'autre part si nos meilleurs traités de pathologie interne, comme ceux de Follin et Duplay, Jamain et Terrier, signalent en passant la paralysie des troisième, quatrième et sixième paires comme conséquence possible des fractures de la base du crâne, c'est en énumérant de même tous les nerfs crâniens.

Le nombre relativement considérable de paralysies de ce

genre que nous avons pu noter depuis deux ans seulement, époque du début de nos recherches, nous porte à croire que ces paralysies sont cependant assez fréquentes, et que l'on en verrait un assez grand nombre de cas si l'on pensait à les rechercher.

Dans un premier chapitre nous rappelons l'origine, le trajet et les rapports des nerfs moteurs de l'œil.

Puis, en reproduisant, en résumé, les faits expérimentaux et les faits cliniques, nous discutons cette question, à savoir si l'état actuel de la science permet d'admettre un centre moteur de l'œil.

Dans un troisième chapitre nous cherchons la pathogénie des paralysies musculaires consécutives à des traumatismes cérébraux.

Notre quatrième chapitre contient nos observations personnelles et quelques observations empruntées aux auteurs.

Enfin nous disons quelques mots du pronostic et du traitement.

Nous devons avouer tout d'abord que nos espérances concernant la recherche dans l'écorce cérébrale d'un centre moteur de l'œil ne se sont pas réalisées. Il était cependant permis d'espérer que les traumatismes donneraient des renseignements plus précis que les affections organiques; les premiers en effet ont toute la valeur d'expériences faites sur l'homme lui-même ; dans les autres des influences de divers ordres peuvent entrer en jeu. Mais s'il n'est pas possible de conclure définitivement après cette ébauche, nous espérons cependant que de nouvelles études, basées sur des observations plus nombreuses et plus complètes, amèneront plus de résulats.

CHAPITRE I.

ANATOMIE DES TRONCS NERVEUX.

Nous passerons en revue très rapidement l'anatomie descriptive des 3 nerfs moteurs de l'œil, au point de vue de leurs noyaux d'origine et de leur trajet intra-cérébral et intra-crânien.

Nerfs moteurs oculaires communs. — Le nerf moteur oculaire commun émerge de l'encéphale par un groupe de dix ou douze branches très déliées, dont la plupart sortent de la fossette interpédonculaire, tandis que plusieurs filets semblent émaner des pédoncules cérébraux eux-mêmes ; mais on sait que ces derniers filets ne naissent pas réellement des pédoncules et se bornent à les traverser. Au moyen de coupes faites sur un cerveau durci dans l'alcool, on suit assez facilement ces filaments dans l'épaisseur des faisceaux médians intermédiaires aux pédoncules cérébraux. M. Sappey divise ces radicules en internes, moyennes et externes (1).

Les radicules internes les plus superficielles s'entrecroisent sur la ligne médiane avec celles du côté opposé (Vulpian et Philippeaux). Au-dessous de ce premier plan, des fibres rayonnées se portent aussi vers la ligne médiane et de là s'infléchissent pour monter obliquement vers l'aqueduc de Sylvius.

Les radicules moyennes traversent de bas en haut le lo-

(1) Anatomie descriptive, 2e édit., t. III, p. 260.

cus niger de Vicq-d'Azyr pour monter ensuite comme les précédentes vers l'aqueduc de Sylvius.

Les radicules externes traversent les pédoncules cérébraux, en dehors du locus niger, pour monter ensuite comme les précédentes vers l'aqueduc de Sylvius.

Ainsi considérés dans leur ensemble, les filaments d'origine du nerf moteur oculaire commun traversent l'angle interne de la base du pédoncule cérébral pour atteindre le bord inférieur du noyau du moteur oculaire commun au niveau de la partie antérieure de l'aqueduc, sur les côtés de la ligne médiane.

Ce noyau est composé de grosses cellules ganglionnaires dont le contenu légèrement pigmenté le fait assez facilement reconnaître; il est situé sur le trajet de la colonne grise centrale, derrière le bord antérieur de la protubérance. Jacubowitch et Owsjaenikow ont signalé l'existence d'un autre système de radicules provenant d'un petit groupe de cellules situé dans les tubercules quadrijumeaux. Kölliker admet que les radicules des deux nerfs de la troisième paire s'entrecroisent sur la ligne médiane. M. Vulpian croit en outre que plusieurs filets tirent leur origine de la couche optique. Cruveilhier n'a jamais vu aucun de ces filets se diriger vers les tubercules mamillaires et atteindre les parois du ventricule moyen ou la commissure antérieure, comme cela a été dit (1).

Huguenin (de Zurich) admet une origine commune pour les nerfs de la troisième et de la quatrième paires; tous deux naîtraient d'un noyau volumineux situé entre le faisceau longitudinal postérieur et l'aqueduc de Sylvius (2).

(1) Anatomie descriptive, 5e édition, t. III, p. 526.

(2) Anatomie des centres nerveux, par le professeur G. Huguenin, de Zurich, traduit par Th. Keller, annoté par Mathias Duval. Paris, 1879.

Mais, ainsi que le fait remarquer M. Duval dans une note annexée au livre de cet auteur, p. 173, ses recherches sur l'origine réelle des nerfs craniens lui ont permis de constater que le moteur oculaire commun et le pathétique naissaient de deux noyaux distincts, quoique très rapprochés, l'un plus en arrière et en haut pour le pathétique, l'autre plus en avant et en bas pour le moteur oculaire. Ce fait, ajoute M. Duval, n'est pas sans importance, car les noyaux distincts du pathétique et du moteur oculaire commun sont mis en connexion l'un avec l'autre par des fibres commissurales, et la question de rechercher si ces fibres commissurales sont directes ou croisées, c'est-à-dire si elles unissent le noyau pathétique droit, par exemple, au moteur oculaire commun droit ou bien au gauche, cette question, non encore nettement résolue, n'est pas sans intérêt au point de vue de l'étude des mouvements associés des deux globes oculaires.

Parties du noyau, les fibres de l'oculo-moteur traversent toutes le faisceau acoustique ou faisceau dit longitudinal supérieur, le pédoncule cérébelleux supérieur et la partie la plus interne du pédoncule cérébral. Un deuxième groupe de fibres partant du noyau se dirige vers la ligne médiane, s'entrecroise avec le même groupe du coté opposé puis se dirige en avant, pour pénétrer dans la partie la plus interne du pédoncule. Ces fibres auraient besoin d'une nouvelle démonstration. D'ailleurs il faut bien faire remarquer que Huguenin les considère non comme des fibres radiculaires croisées du moteur oculaire commun, mais comme des fibres afférentes au noyau de ce nerf, c'est-à-dire mettant le noyau en communication avec les ganglions cérébraux.

On ne connaît pas encore à l'oculo-moteur commun des

fibres directes, c'est-à-dire des fibres qui sortant du raphé, autrement dit de l'anse du noyau lenticulaire, se joignent au tronc du nerf sans passer par le noyau.

Partant de leur origine apparente, les filets du nerf moteur oculaire commun forment d'abord un faisceau aplati qui passe entre l'artère cérébrale postérieure et l'artère cérébelleuse supérieure sur laquelle il se réfléchit; de là ce tronc, prenant une forme arrondie, se porte en haut, en dehors et en avant, se plonge dans le tissu cellulaire réticulé sous-arachnoïdien de la base de l'encéphale, puis il gagne les côtés de la selle turcique, en passant en dehors et au-dessous de l'apophyse clinoïde postérieure. Entre les pédoncules ces nerfs sont dirigés d'arrière en avant, puis ils se portent directement en dehors pour gagner la face inférieure des pédoncules et enfin d'arrière en avant pour atteindre la dure-mère. De plus, ainsi que le fait remarquer M. M. Sée, les filets d'origine de ces nerfs se contournent les uns sur les autres et les inférieurs deviennent supérieurs.

Après avoir dépassé la lame quadrilatère du sphénoïde, le moteur oculaire commun est reçu dans une gouttière que lui forme la dure-mère, puis il perfore cette membrane pour pénétrer dans le sinus caverneux qu'il traverse d'arrière en avant et un peu de dedans en dehors et se divise, avant de pénétrer dans l'orbite, en deux branches d'inégal volume, l'une supérieure, l'autre inférieure.

Dans le sinus caverneux, le nerf est situé dans l'épaisseur de la paroi externe, en dehors de la carotide interne, au-dessus du moteur oculaire externe, en dedans du nerf pathétique et de la branche ophthalmique de la cinquième paire qui le croise à angle aigu en se portant obliquement en haut et en avant. Il pénètre dans l'orbite par la partie la plus interne et la plus large de la fente sphénoïdale. Après quoi le nerf moteur oculaire externe vient se placer au-dessous de lui, tandis que les nerfs pathétique et frontal croisent sa direction en passant au-dessus; le nerf nasal est accolé à son côté externe pour se porter ensuite entre ses deux divisions.

Le tendon du muscle droit externe lui fournit, à son passage à travers la fente sphénoïdale, un anneau fibreux qui lui est commun avec le nerf moteur oculaire externe et le rameau nasal de l'ophthalmique.

Nerf pathétique. — L'origine apparente du nerf de la quatrième paire a lieu à 1 ou 2 millimètres en arrière des tubercules quadrijumeaux, sur le bord postérieur du ruban de Reil, de chaque côté de la valvule de Vieussens; elle est par conséquent très rapprochée du centre de tous les mouvements du globe de l'œil. Il peut y avoir une, deux, trois et même quatre racines; parfois, il y a plusieurs racines d'un côté, tandis qu'il n'y en a qu'une du côté opposé; lorsque les deux nerfs naissent au même niveau, ce qui est le cas ordinaire, ils peuvent être unis par des stries blanches qui forment une sorte de commissure transversale.

Le trajet du pathétique depuis son émergence jusqu'à son noyau d'origine est relativement très court, mais il est en même temps très complexe : en effet, les fibres radiculaires se croisent, contournent l'aqueduc de Sylvius et subissent trois inflexions; elles sont, de plus, en rapport de contiguité avec la racine supérieure du trijumeau. La question capitale, au point de vue du pathétique, est non seulement la question de son entre-croisement, mais encore et surtout la distinction absolue à établir entre le faisceau radiculaire qui lui appartient seul et le faisceau du trijumeau, si souvent attribué au pathétique (Mathias Duval) (1).

Des coupes perpendiculaires à l'axe du système nerveux ont montré à M. Duval ce qui suit. Les nerfs pathétiques ont pour noyaux propres des amas situés de chaque côté de la ligne médiane, dans la couche la plus profonde de la substance grise qui forme le plancher de l'aqueduc de Sylvius, au-dessus de ces deux faisceaux blancs très distincts sur la nature desquels M. Duval est peu fixé et que les Allemands appellent *hinterlangsbundel*, bandelette longitudinale postérieure. En suivant le nerf pathétique de son origine réelle vers son émergence, on voit que ce nerf au sortir de son noyau se dirige d'abord transversalement en dehors, puis d'avant en arrière parallèlement à l'axe du système nerveux, puis s'infléchit brusquement en dedans pour s'entrecroiser dans la valvule de Vieussens avec son congénère, et enfin émerger du côté opposé. Ce nerf décrit donc en somme un fer à cheval à convexité externe; la branche antérieure de ce fer à cheval est formée par les fibrilles émergeant du noyau; la branche postérieure constitue la décussation des deux nerfs; la branche moyenne, longitudinale, présente des rapports très intimes de contiguité avec la racine ascendante du trijumeau. Elle est, en effet, croisée en dehors, chez l'homme, par cette racine qui, de la région de l'étage supérieur de la protubérance, se porte dans la région du bord interne des tubercules quadrijumeaux; chez l'homme les rapports de contiguité entre le pathétique et la racine supérieure du trijumeau sont encore plus accentués que chez le chat, où on les a d'abord constatés.

Ainsi le noyau du pathétique est situé à peu de distance

(1) Mathias Duval. Recherches sur l'origine réelle des nerfs crâniens, Journal de l'Anatomie et de la Physiologie, 1876, 1877, 1878, 1879.

de la ligne médiane, dans la couche la plus profonde de la substance grise qui tapisse l'aqueduc de Sylvius, et comme logé dans une petite dépression de la face supérieure de la bandelette longitudinale postérieure.

En somme, le fait le plus essentiel, dans le mode d'origine du pathétique, c'est cette décussation des fibres radiculaires entre leur noyau et leur lieu d'émergence. La quatrième paire est le seul nerf moteur qui présente cette disposition.

Dans un mémoire récent (1), M. Duval revient sur ce sujet. Ses coupes longitudinales ont confirmé de point en point ce que lui avaient précédemment montré ses coupes transversales et particulièrement les faits relatifs : 1° à l'indépendance entre les fibres radiculaires du pathétique et celles de la racine supérieure du trijumeau ; 2° à la décussation des pathétiques ; 3° à l'existence du noyau propre du pathétique.

Immédiatement après leur origine apparente, les nerfs pathétiques se contournent d'arrière en avant et de haut en bas autour de la protubérance, au-devant de la circonférence antérieure du cervelet. Ils arrivent ainsi à la base du crâne, accompagnés par l'artère cérébelleuse supérieure, entre la cinquième et la troisième paires, mais beaucoup plus rapprochés de la cinquième ; ils se portent directement en avant, sur les côtés de la selle turcique, pour traverser la dure-mère bien au-dessous de la troisième paire et pénétrer dans le sinus caverneux. Dans tout ce trajet le nerf pathétique est situé entre l'arachnoïde et la pie-mère, au milieu du tissu cellulaire réticulé qui remplit cette région.

(1) Journal de l'Anatomie et de la physiologie, 1875, n° 5, septembre octobre.

Le nerf de la quatrième paire pénètre dans un pertuis que lui offre la dure-mère sur le prolongement antérieur de la petite circonférence de la tente du cervelet, en dehors du nerf moteur oculaire commun, dans l'épaisseur de la paroi externe du sinus caverneux ; il chemine en dehors et un peu au-dessous du niveau du nerf moteur oculaire commun sur le même plan que la branche ophthalmique avec laquelle il communique par plusieurs filets, puis il pénètre dans l'orbite avec le nerf frontal par la partie la plus large de la fente sphénoïdale, et de là il se porte en dedans et en avant pour atteindre le bord supérieur du grand oblique dans lequel il se distribue.

Nerf moteur oculaire externe. — Ce nerf présente deux faisceaux d'origine, l'un interne plus petit qui naît de la protubérance près de son bord postérieur ou sur ce bord lui-même ; l'autre externe, plus volumineux, semble émerger du sillon qui sépare le bulbe de la protubérance, au niveau du bord externe de la pyramide antérieure. Parfois quelques filets naissent de l'olive ou du sillon qui sépare les deux pyramides. Quelle que soit leur origine, ces divers filets finissent par se réunir et par former un tronc d'abord aplati puis cylindrique qui mesure alors 2 millimètres de diamètre.

Avant de pousser plus loin cette étude nous donnerons un résumé des recherches de M. Mathias Duval sur l'origine réelle de ce nerf (1). Ses études ont porté sur le bulbe et la protubérance de l'homme, du chien, du chat, du lapin, du rat et de quelques autres animaux dont il est également

(1) Mathias Duval. Recherches sur l'origine réelle des nerfs crâniens, Journal de l'Anatomie et de la Physiologie, 1876, 1877, 1878.

facile de se procurer l'encéphale, mais M. Mathias Duval n'oublie pas que l'anatomie des masses nerveuses de l'homme est toujours le but essentiel de ses recherches.

Il est indispensable de dire quelques mots du nerf facial quoiqu'il n'ait aucune influence sur les mouvements du globe de l'œil, les origines de ce nerf offrant des relations intimes avec celles du moteur oculaire externe.

Des coupes transversales montrent que le trajet du nerf facial dans le bulbe et dans la protubérance affecte une forme courbe, comparable à une sorte de fer à cheval avec une branche supérieure et inférieure relativement longues et une branche moyenne très courte. Ce fer à cheval est un peu *gauche* en ce sens que sa branche supérieure est un peu plus en dehors que sa branche inférieure. En suivant le facial dans la profondeur du centre nerveux, on le voit se diriger vers le plancher du quatrième ventricule, en décrivant une légère courbe à concavité supérieure : telle est la branche supérieure du fer à cheval. Arrivée au-dessous du plancher du quatrième ventricule, cette branche se recourbe verticalement en bas et constitue le fasciculus teres, au devant et dans la concavité duquel est placé le noyau moteur oculaire externe. Puis après un trajet court et très exactement mesurable (2 mm. environ) ce fasciculus teres ou branche moyenne du fer à cheval se recourbe en avant, mais aussitôt après ce recourbement il devient impossible de suivre plus loin la branche inférieure, obliquement sectionnée dès son origine parce qu'elle se porte plus en dedans. Une coupe faite un peu plus en dedans, c'est-à-dire plus profondément que la précédente, montre que cette branche inférieure se dirige en avant, en s'épanouissant légèrement, et va se perdre dans un noyau volumineux, le *noyau propre du facial*, placé au-dessous des couches antérieures de la région bulbo-protubérantielle. Ainsi, ces coupes de M. M. Duval montrent non seulement l'existence du noyau propre du facial, mais aussi les rapports du trajet ou anse du facial avec le noyau moteur oculaire externe. Cet auteur a constaté que ce noyau fournit des fibres au facial, fibres qui vont rejoindre par un très court trajet et le fasciculus teres et la branche supérieure de l'anse.

Ainsi le facial offre denx noyaux, l'un propre, l'autre commun avec le nerf moteur oculaire externe. Jusqu'ici le facial n'avait été suivi d'une manière positive, après les travaux de Vulpian, de Stilling et même de Deiters, que jusqu'au noyau qui lui est commun avec le nerf moteur oculaire externe. Ces auteurs décrivaient l'anse que le facial forme autour de ce noyau, mais ils n'avaient pas suivi au delà les fibres radiculaires. Le noyau commun au facial et au nerf moteur oculaire externe était le seul noyau connu du facial. M. M. Duval a montré que ce noyau commun était l'origine du facial supérieur tandis que le facial inférieur tire son origine du noyau propre.

Partant de son origine apparente, le moteur oculaire externe se dirige en haut vers le plancher du quatrième ventricule. Son noyau est, comme nous venons de le voir, situé, sous la forme d'une colonne relativement courte, dans le coude du facial. Ce noyau renferme des cellules absolument semblables à celles du noyau du facial ; il est de plus en relation avec les fibres qui descendent dans le raphé. D'après Stilling et Schrœder van der Kolk ce noyau recevrait des fibres du raphé ; d'après Meynert les fibres se croisent dans le raphé. S'il était démontré, ce fait infirmerait la théorie de Schrœder van der Kolk qui considérait le nerf oculo-moteur externe comme un nerf non croisé.

Huguenin a vu, dans le raphé, sur des coupes horizontales, des fibres qui semblaient unir, en s'entre-croisant, la partie supérieure du noyau de l'oculo-moteur externe au noyau de l'oculo-moteur commun; mais il donne ce fait sous toute réserve. M. Duval est plus affirmatif. Il croit avoir également constaté l'existence de fibres qui, parties du noyau moteur oculaire externe d'un côté, se dirigeraient en haut et en avant, puis s'entre-croiseraient au dessous des tubercules quadrijumeaux pour se jeter dans les faisceaux de fibres émergentes du moteur oculaire commun du côté opposé. Des recherches expérimentales faites en commun avec Laborde ont permis à ces auteurs de formuler les conclusions suivantes :

Le noyau bulbaire d'origine du nerf de la 6e paire envoie des fibres anastomotiques au moteur oculaire commun du côté opposé. Ces fibres, en rendant solidaire et synergique l'exercice fonctionnel, c'est-à-dire la contraction simultanée des muscles droit externe d'un côté et droit interne de l'autre, assurent les mouvements associés ou conjugués des yeux dans la vision binoculaire. Ces mouvements associés paraissent avoir leur centre fonctionnel dans le bulbe rachidien, dans la région même où est placé le noyau oculomoteur externe tandis que c'est dans le cervelet ou dans les prolongements bulbaires des fibres cérébelleuses, que semble résider le principe coordinateur des autres mouvements oculaires.

Il y aurait en outre un faisceau d'union du tubercule quadrijumeau supérieur avec le noyau de l'oculo-moteur externe dans le *faisceau transverse du pédoncule* de Gudden C'est un mince faisceau dépendant du tubercule quadrijumeau supérieur ; il est constant et pénètre dans le pedoncule cérébral. D'après Gudden, il s'atrophie après extirpation de l'œil, de même que le tubercule quadrijumeau opposé.

Dans la cavité du crâne le moteur oculaire externe se porte en avant et un peu en dehors, de chaque côté de la gouttière basilaire, et traverse la dure-mère au niveau et au-dessus du sommet du rocher sur lequel il se coude pour pénétrer dans le sinus caverneux qu'il parcourt horizontalement d'arrière en avant. Ordinairement les deux faisceaux d'origine sont déjà réunis lorsqu'ils traversent la dure-mère, mais assez souvent ils la traversent isolément et ne se réunissent que dans le sinus.

Dans le sinus caverneux, le moteur oculaire externe suit la paroi inférieure, il passe en dehors de la portion ascendante de l'artère carotide interne qu'il contourne et dont il longe ensuite la portion horizontale. Comme les deux autres nerfs moteurs de l'œil, il pénètre dans l'orbite par la portion la plus large de la fente sphénoïdale, en traversant le même anneau fibreux que la branche ophthalmique de Willis, au-dessous de laquelle il est placé, et gagne la face interne du muscle droit externe de l'œil dans lequel il pénètre après s'être épanoui en un faisceau de filets très déliés.

Ce nerf est celui que nous avons trouvé le plus souvent intéressé dans les fractures de la base du crâne. L'anatomie en fournit une explication très satisfaisante, ce nerf contourne le sommet du rocher sur lequel il s'applique; de là il va suivre la paroi inférieure du sinus caverneux. Les fractures de cette région, et ce sont les plus communes, peuvent donc facilement intéresser ce nerf (épanchements sanguins, déchirures, formation du cal, etc.), alors que les autres nerfs situés sur un plan plus élevé restent indemnes. Cependant, à en juger par les faits publiés, cette paralysie semblerait avoir été assez rarement observée comme complication des fractures du crâne.

CHAPITRE II.

DE LA VALEUR DES LOCALISATIONS AU NIVEAU DU PLI COURBE.

Lorsqu'on examine un cerveau par sa face externe, on voit que l'extrémité postérieure et supérieure de la scissure temporale parallèle est recouverte par une anse comprise entre cette extrémité et la scissure interpariétale.

Ce pli inflexe, toujours simple à ce niveau, constitue le pli courbe chez l'homme. Le lobule situé en avant et au-dessus de lui est composé, comme l'a montré M. Pozzi, par le renflement de ses racines, fort simples chez les anthropoïdes. La terminaison postérieure du pli courbe se confond avec la seconde circonvolution de passage située elle-même au-dessous de l'extrémité postérieure de la scissure interpariétale.

La région du pli courbe a joué un très grand rôle depuis quelques années dans l'histoire des localisations cérébrales et cependant sa physiologie est encore fort obscure; si quelques expériences sur les animaux et surtout quelques observations cliniques permettent jusqu'à un certain point de placer à ce niveau le centre des mouvements du globe de l'œil, d'autre part des expériences contradictoires et un bien plus grand nombre de faits observés sur les malades tendent à enlever tout crédit à cette opinion. Une certaine confusion résulte de ce fait, que dans beaucoup d'observation les auteurs parlent simplement des mouvements des paupières, semblant ainsi mêler l'orbiculaire et le releveur, c'est-à-dire la septième et la cinquième paires.

D'après Hitzig, les centres moteurs seraient tous situés sur la circonvolution frontale ascendante, c'est-à-dire en avant du sillon de Rolando, l'auteur allemand ne signale aucun autre centre pour les mouvements des yeux.

D. Ferrier, auquel on a attribué la localisation d'un centre moteur de l'élévateur de la paupière supérieure dans le pli courbe, est au contraire opposé à cette opinion. Dans ses expériences il excitait une région voisine, la circonvolution temporo-sphénoïdale supérieure et provoquait, entre autres phénomènes, une élévation marquée de la paupière, mais ces réactions doivent être considérées comme indiquant une excitation sensitive réflexe ou associée. Chez le singe la destruction du pli courbe ne provoque de para lysie motrice d'aucune sorte, ni des pupilles, ni des paupières, ni d'aucun autre organe. Je ne vois donc, ajoute Ferrier, aucune bonne raison pour considérer cette région comme motrice (1).

Il est vrai que, d'autre part, cet auteur, de même que Munk, place au niveau du pli courbe un centre de vision dont la destruction causerait la cécité accompagnée ou non de troubles réflexes dans l'agencement des yeux, tandis qu'il place au niveau du pied de la seconde frontale externe, à côté du centre des mouvements de la tête, l'origine corticale du nerf moteur oculaire commun.

Carville et Duret sont arrivés à des conclusions très nettes qu'ils formulent ainsi : c'est sur le pli courbe qu'il faut chercher certains centres pour le mouvement des yeux.

Le 23 mars 1877, Hermann Munk communiquait à la Société de physiologie de Berlin le résultat de ses premières

(1) D. Ferrier. De la localisation des maladies cérébrales. Trad. H. C. de Varigny, p. 91. Paris, 1880.

recherches sur la physiologie de l'écorce du cerveau (1). Sur des chiens de moyenne taille il avait extirpé, au niveau de la convexité des lobes pariétal, temporal et occipital, des disques de substance corticale ayant 15 millimètres de diamètre et 2 millimètres d'épaisseur. Un premier fait ressortait de ses expériences, c'est qu'il y avait dans l'écorce une sphère antérieure purement motrice et une sphère postérieure purement sensorielle.

Une ligne verticale passant par l'extrémité supérieure de la scissure de Sylvius indiquait la démarcation. Lorsque les extirpations intéressaient le lobe occipital au niveau de son extrémité postéro-supérieure, elles entraînaient une cécité psychique qui disparaissait au bout de quatre à six semaines sans laisser de trace. Dans aucun cas, il n'a signalé de trouble dans les mouvements des yeux.

Munk a fait également l'expérience inverse. Il prend tous les chiens d'une même portée, et, du quatrième au sixième jour, il détruit l'œil chez un tiers de ces animaux. La plupart de ces chiens se développent aussi bien que ceux laissés indemnes. Au bout de huit à quatorze semaines, on sacrifie ceux des chiens mutilés dont le développement s'est fait normalement. Chez ces animaux le lobe occipital, reconnu antérieurement comme sphère de la vision, a subi un arrêt de développement ; au contraire le lobe temporal s'est développé d'une façon exagérée, de sorte que le volume des hémisphères n'est pas notablement amoindri.

Ces expériences ne sauraient être concluantes : l'atrophie du lobe occipital chez les chiens aveuglés par Munk montre la présence en ce point soit d'un centre moteur, soit d'un centre purement sensoriel. Cette région a pu s'atrophier

(1) Munk (Hermann) Zur Physiologie der. Gross hirnrinder. *Berliner Klinische Wochenschrift*, n° 35, p. 505 (1877).

parce que l'animal était aveugle ou parce que les muscles moteurs de l'œil se sont atrophiés eux-mêmes, le globe oculaire aveugle n'étant plus sollicité à se porter d'un côté ou de l'autre et par suite les muscles de l'œil n'étant plus mis en jeu ; mais encore dans ce cas eût-il fallu que les deux yeux fussent enlevés, car nous savons très bien que chez l'homme, après l'énucléation d'un œil, les muscles continuent à s'insérer à la capsule de Ténon et à donner à l'œil artificiel des mouvements synergiques de ceux de l'œil resté indemne.

Ainsi les expériences sur les animaux n'ont encore donné aucun résultat précis au sujet de la localisation dans l'écorce du cerveau du centre des mouvements du globe de l'œil. Cherchons si les faits cliniques apportent plus de renseignements. Mais, d'abord, il est de toute importance, pour le chirurgien, de connaître les rapports qui unissent les différents points de l'écorce cérébrale au crâne, recouvert de ses parties molles, et de juger par là quelle partie du cerveau une plaie pénétrante du crâne ou une fracture ont pu intéresser. En examinant les pièces du laboratoire d'anthropologie, M. Pozzi a constaté que le pli courbe était situé à 3 centimètres en arrière du point culminant de la bosse pariétale. Avec un peu d'habitude, on reconnaît facilement cette bosse ; dans le doute, on déterminerait aisément son sommet, en prenant par tâtonnement avec un compas d'épaisseur, le diamètre bi-pariétal maximum et marquant le point où s'arrêterait la pointe du compas.

Parmi les faits cliniques dans lesquels on a cherché à contrôler l'opinion qui place au niveau du pli courbe le centre des mouvements du globe de l'œil, un certain nombre montrent que cette hypothèse est en partie fondée, tandis que d'autres tendent à lui faire refuser toute créance.

Dans le premier groupe, le fait le plus caractéristique est celui que M. Grasset, de Montpellier, a publié dans le *Progrès médical* de 1876, p. 486. Un malade fut amené, dans le coma et sans aucun renseignement, à l'hôpital Saint-Éloi, de Montpellier. Dès le lendemain de son entrée à l'hôpital, il eut un commencement de paralysie de la paupière supérieure gauche ; la pupille gauche paraissait plus grande que la droite. Le lendemain, la paralysie persiste, elle est même plus accentuée que la veille, mais l'inégalité des pupilles semble être renversée. Le malade succombe la nuit suivante.

A l'autopsie, on trouve, en outre de signes évidents de méningite à la convexité des deux hémisphères, une large tache rouge sale, au niveau de laquelle la congestion est plus forte et l'exsudat plus abondant. Cette plaque siége à droite, à l'extrémité de la scissure parallèle, sans atteindre le fond même de cette scissure, sans toucher le pli courbe; elle est à cheval sur la scissure parallèle, intéressant les deux ciconvolutions qui la bordent sur 1 c. 1/2 carré. C'est la position du centre VI de la figure annexée au mémoire de Carville et Duret (*Archives de physiologie*, 1875), sauf que la lésion ne touche pas au fond même de la scissure parallèle. Quand on enlève les méninges, on trouve, au niveau de cette plaque, une accumulation particulière d'exsudat blanchâtre, au milieu d'un lacis vasculaire très hypérémié. La partie du cerveau immédiatement sous-jacente est beaucoup plus fortement congestionnée que tout le reste de l'encéphale, Il n'y a rien à noter de spécial dans le reste de l'encéphale ; en particulier, il n'y a rien autour des origines de la troisième paire.

Ainsi, dans cette observation, comme le fait remarquer M. Grasset, il existe un rapport évident entre la paralysie limitée de la paupière supérieure gauche et la lésion constatée au-devant du pli courbe.

Dans la séance du 16 mars 1877, à la Société anatomique, M. Landouzy a présenté des pièces provenant d'une femme qui avait eu, pendant sa vie, une paralysie dissociée de la troisième paire, portant exclusivement sur le rameau de l'élévateur de la paupière gauche. Cette femme n'avait eu aucun trouble des mouvements du globe de l'œil. A l'autopsie, on trouva, entre autres lésions, des adhérences et un ramollissement de l'écorce pariétale droite.

Dans un mémoire sur la blépharoptose cérébrale et son importance au point de vue anatomique et clinique (1), M. Landouzy a rapporté un certain nombre de cas du même genre que le précédent. Ces faits l'ont amené à proposer, sous toutes réserves, les conclusions suivantes ;

1° Une des origines du releveur de la paupière supérieure doit être cherchée dans la région postérieure du lobe pariétal.

2° Cette origine ne confine pas immédiatement au centre moteur des membres, car on a ou on n'a pas, selon les cas, l'association du ptosis et des hémiplégies.

3° Quel que soit leur point d'origine, ces faisceaux propres à l'élévation de la paupière ont une origine corticale directe ou indirecte.

S'il existe pour la troisième paire, dit M. Landouzy, d'autres faisceaux cérébraux, il n'y a pas plus de rapport de voisinage entre le centre moteur des rameaux destinés à la paupière supérieure et le centre moteur de ceux destinés aux muscles de l'œil qu'il n'y en a entre le centre du facial inférieur et le centre moteur des muscles orbiculaire palpébral, sourcilier et frontal. Les autres rameaux de la

(1) Archives générales de médecine, 1877, t. II, p. 145.

troisième paire suivraient nécessairement une autre voie pour arriver à la protubérance; car aucune lésion des faisceaux blancs, des ganglions ou de l'écorce cérébrale, n'a pu produire une paralysie totale du moteur oculaire commun.

Quelque réservées que soient ces conclusions, certains faits viennent encore les mettre en doute. Ainsi, au mois de juillet 1876, M. Pitres a présenté à la Société anatomique dix cerveaux atteints de localisations cérébrales sans lésions centrales. L'examen des localisations et des symptômes concomitants lui permit de conclure, en particulier, que la destruction du pli courbe ne s'accompagnait d'aucun phénomène du côté des paupières. Ici encore, il est vrai, nous retrouvons encore cette éternelle confusion entre le muscle orbiculaire des paupières et le muscle releveur, comme si tous deux devaient tirer leur innervation de la même source.

Le fait suivant est plus caractéristique. Le 23 novembre 1877, M. Clovis Gallopain, médecin-adjoint de l'asile des aliénés d'Evreux, a présenté à la *Société anatomique* le cerveau d'une épileptique chez laquelle le lobule du pli courbe du côté droit était remplacé par une excavation. Cette excavation résultait de l'absence de développemement des deux tiers inférieurs de la pariétale ascendante, de l'extrémité supérieure de la première circonvolution frontale et surtout du pli courbe et du lobule du pli courbe, dont il n'existait aucun vestige; cette malade n'avait aucun trouble du mouvement de l'œil et c'est seulement le 24 août 1877, deux mois avant sa mort, qu'on a constaté une paralysie du releveur de la paupière supérieure droite.

Dans un cas rapporté par Samt (1), le pli courbe et le lo-

(1) Archiv für psych., 1874, p. 205.

bule sous-marginal étaient lésés des deux côtés sans qu'il y eut de paralysie. Chavanis (1) cite l'observation d'une hémorrhagie ancienne dans le lobule du pli courbe, où, malgré l'hémiplégie du côté opposé il n'y avait aucun symptôme oculaire.

En résumé, les faits dont nous venons de donner un aperçu, n'apportent aucun renseignement certain sur l'existence dans la couche périphérique du cerveau d'un centre pour les mouvements du globe de l'œil. Un seul point semble devoir résister à cette discussion : c'est que dans un bon nombre de cas on a pu constater une relation évidente entre la paralysie du releveur de la paupière surieure et des lésions siégeant au niveau du pli courbe. Des faits contradictoires ne sauraient amoindrir la portée de quelques observations précises et nous sommes d'autant plus porté à affirmer ce point que nous-mêmes publions plus loin un cas dans lequel le ptosis paraît avoir été causé par une lésion traumatique de la région du pli courbe.

Dans la recherche de l'influence des lésions traumatiques sur la paralysie des muscles moteurs de l'œil, les cas assurément les plus nets seront fournis par des altérations siégeant au niveau des noyaux d'origine des nerfs moteurs ou sur le trajet de ces troncs.

(1) Comptes-rendus de la Société médicale de Lyon, 1877.

CHAPITRE III.

PATHOGÉNIE DES PARALYSIES TRAUMATIQUES.

On a signalé depuis longtemps déjà les troubles moteurs de l'œil consécutifs à des traumatismes cérébraux mais sans donner aucune explication sur leur pathogénie. Bright et Mackenzie ont signalé pour la première fois le nystagmus traumatique, Mackenzie a rapporté l'observation d'un malade chez qui le nystagmus avait succédé à une compression du cerveau par un épanchement sanguin. C'est d'ailleurs ce genre de lésions motrices qui jusqu'ici a le plus attiré l'attention des auteurs.

Dans son excellente thèse de 1869, Gadaud (1) était arrivé à cette conclusion : de même que la déviation conjuguée des yeux et de la tête, le nystagmus existe principalement dans les cas d'hémorrhagie cérébrale et de ramollissement. La lésion donnant naissance au nystagtagmus ne semble pas avoir de territoire spécial; pourtant dans aucun cas les parties antérieures du cerveau n'ont été lésées ; plusieurs fois la substance grise des circonvoluons a été atteinte dans le lobe occipital. Chaque fois que le nystagmus est survenu dans le cours d'une affection cérébrale, il y a eu en même temps déviation conjuguée des yeux et rotation de la tête du côté de la lésion.

On ne saurait tirer des observations de Gadaud, une conséquence générale, car cette coïncidence n'a pas été notée

(1) Etude sur le nystagmus. Th. de Paris, 1869.

dans deux cas rapportés par des observateurs tels que Bright et Mackenzie et chez le malade de notre observation XVI nous sommes certain que la déviation conjuguée n'a jamais existé.

Dans aucun des faits que Gadaud a passés en revue, il n'y avait de diplopie ni de strabisme, d'où il est amené à conclure que le nystagmus est un de ces symptômes que Schiff et Brown-Séquard ont désignés sous le nom de *consensuels* et que l'origine de l'innervation des muscles de l'œil n'est pas atteinte. La conclusion de Gadaud est un peu forcée il pourrait exister réellement un centre spécial pour la coordination des mouvements de l'œil, de même qu'il semble exister une origine particulière pour les mouvements de la paupière supérieure.

Le nystagmus existe surtout dans les affections qui intéressent la partie supérieure de la moëlle et plus spécialement le point de jonction du bulbe rachidien et de la protubérance annulaire, c'est en ce point que portait surtout le traumatisme chez les chiens auxquels Duret déterminait du nystagmus à la suite de coups violents sur le crâne. D'ailleurs Vulpian et Gadaud lui-même ont pu produire expérimentalement le nystagmus en piquant le plancher du 4e ventricule et même les corps restiformes. Ce fait s'explique assez bien puisque c'est en ces point que siégent les noyaux d'origine des muscles moteurs de l'œil.

En dehors des lésions portant sur la couche corticale du cerveau, le traumatisme peut agir d'une façon différente pour causer la paralysie des muscles moteurs de l'œil : il peut soit détruire les noyaux d'origine, soit entraîner la compression de ces nerfs dans le cas d'hémorrhagie ou de formation d'un cal volumineux, soit enfin déchirer ou rompre ces nerfs, altérés ou non préalablement. M. Poincaré (1) pense qu'un ébranlement considérable éprouvé par l'ensemble de la cavité orbitaire peut paralyser le moteur externe, surtout lorsque le choc a porté sur la portion externe de l'orbite. C'est ce qui eut lieu, dit-il, chez une femme qui fut frappée au niveau de la queue du sourcil.

Nous ne faisons aucune difficulté d'admettre que, dans certains cas, il puisse y avoir même une rupture complète de ces nerfs sous l'influence d'un traumatisme violent. Celà pourrait être vrai surtout pour le motenr oculaire externe et le pathétique exposés à cette lésion par leur long trajet au contact de la base du crâne et par la petitesse de leur volume. Cette opinion toute théorique s'appuie cependant sur un fait expérimental : nous verrons plus loin que Duret a constaté chez un chien la rupture de deux nerfs beaucoup plus volumineux ; les pneumo-gastriques, à la suite d'un traumatisme crânien. Nous résumerons rapidement quelques expériences rapportées dans ce mémoire parce que Duret nous semble avoir donné la théorie la plus satisfaisante du mode de production des paralysies diverses à la suite des traumatismes cérébraux. Nous nous bornerons à citer celles de ces expériences dans lesquelles un traumatisme, porté sur diverses régions du crâne, a pu produire des désordres dans les mouvements de l'œil. Il nous semble que ces expériences rendent assez nettement compte de ce qui doit se passer chez l'homme. Nous chercherons à compenser ainsi l'absence complète d'examen anatomique pour tous nos malades ; mais voyons d'abord quelle est la théorie de M. Duret.

« Au moment d'un choc sur la tête, dit cet auteur, un flot du liquide rachidien est formé autour des hémisphères

(1) Le système nerveux périphérique, 1876, p. 284.

et dans les ventricules, qui répercute la violence subie en un point dans toutes les régions des centres nerveux, et plus particulièrement au niveau du bulbe rachidien.

« L'action vulnérante du flot aqueux exerce ordinairement ses effets les plus graves et les plus étendus dans les lacs arachnoïdiens de la base du cerveau, autour du collet du bulbe et principalement au niveau du plancher bulbaire et sur les corps restiformes.

« Au moment du heurt, il se fait un excès de tension brusque autour des vaisseaux jusque dans les gaînes lymphatiques de Robin et déjà de ce fait résulte une anémie momentanée des centres nerveux dans leur totalité.

« Cette anémie est augmentée et surtout entretenue par une contracture vasculaire réflexe dont le point de départ est dans l'irritation des corps restiformes et de toutes les parties sensibles du mésocéphale.

« A cette contracture vasculaire généralisée succède une paralysie vasculaire aussi étendue, qui suspend ou ralentit les échanges entre le sang et les éléments nerveux ; ce qui ne leur permet pas de reprendre leur fonctionnement.

« Enfin parfois, cette paralysie vasculaire se continue jusqu'à la réaction inflammatoire et alors les troubles nerveux persistent jusqu'à la mort, si celle-ci doit terminer la scène. »

Ainsi deux faits se dégagent de cette théorie :

1° Une oscillation brusque ou excès subit de tension du liquide rachidien.

2° Des troubles vasculaires réflexes dûs à l'irritation des parties sensibles du mésocéphale par le choc du liquide céphalo-rachidien.

Duret a été conduit par hasard à penser à cette théorie ; injectant un jour brusquement de la cire à la surface des hémisphères d'un chien par un petit trouc du crâne, il trouva à l'autopsie une rupture au niveau de la protubérance. Le liquide injecté s'était coagulé à la surface de l'encéphale et son éruption ne pouvait être mise en cause; mais le liquide céphalo-rachidien, sous l'influence de cette compression brusque, s'était élevé à une très haute tension et, ne trouvant pas un écoulement assez rapide du côté du canal rachidien, avait rupturé la cavité bulbaire. D'ailleurs il ne s'agit pas uniquement de faits expérimentaux. Dans 2 observations dues à MM. S. Duplay et Benjamin Anger, à la suite de commotion chez l'homme, il s'est fait une rupture verticale du bulbe.

Toute compression exercée sur le crâne diminue sa capacité et déplace une certaine quantité de liquide vers la cavité rachidienne. Sous l'influence d'un choc la voûte crânienne peut subir un affaissement considérable, il en résulte un déplacement brusque du liquide rachidien. Celui-ci abandonne brusquement les sillons de la convexité pour se réfugier dans les lacs arachnoïdiens et fuit autour du collet du bulbe. En même temps le liquide qui remplit les ventricules cérébraux est aussi comprimé et chassé, soit par la fente de Bichat dans le lac central, soit par l'aqueduc de Sylvius dans le quatrième ventricule et de là par l'ouverture de Magendie, si elle existe réellement, autour du collet du bulbe où les voies de dégagement sont insuffisantes.

Chez un chien barbet à long poil, M. Duret produit, le 25 septembre 1877, à 9 heures du matin, un premier choc très violent sur le devant la tête, dans le but de tuer l'animal si c'est possible. L'animal perd aussitôt connaissance et tombe en tétanisation. Les deux pupilles sont moyennement dilatées, les globes oculaires sont très saillants hors de leurs orbites et convulsés en dehors, quelquefois agités d'un mouvement de va-et-vient (nystagmus). Vers la douzième minute, il se produit, pendant deux ou trois minutes, quelques secousses dans les muscles des paupières. De la trentième à la cinquantième minute, la pupille gauche est plus dilatée et le globe oculaire plus saillant. Le lendemain matin, 26 septembre, l'animal est encore dans le coma ; l'œil gauche est convulsé en bas et en dehors ; l'œil droit est saillant et moins convulsé. Les pupilles sont petites, presque ponctiformes. Il existe parfois des secousses dans les paupières, surtout à droite.

Le lendemain matin, on constate le décès.

A l'autopsie, on trouve sur le crâne deux fractures à peu près symétriques, l'une à droite, l'autre à gauche ; à droite, la fracture va de la voûte orbitaire à la base du rocher ; à gauche, la fente suit la même direction, mais finit au milieu de la fosse temporo-sphénoïdale.

Les deux hémisphères sont fortement congestionnées dans toute leur étendue ; sur chaque lobe sphénoïdal, on voit sous la pie-mère deux plaques ecchymotiques de la grandeur d'une pièce de 50 centimes. Au niveau de ces ecchymoses, la substance nerveuse est ramollie comme par un commencement d'encéphalite.

Le bulbe est déjà le siége d'un ramollissement inflammatoire diffus. Sur le plancher du 4e ventricule, dans son tiers supérieur et à l'entrée de l'aqueduc de Sylvius, on observe 5 ou 6 foyers hémorrhagiques du volume d'une petite lentille, constellés de petits foyers ponctiformes. Sur une coupe transversale faite à ce niveau, on constate un piqueté hémorrhagique sur toute la surface de section. Tous ces petits foyers sont entourés d'une zone de ramollissement d'encéphalite.

Cette observation, fort intéressante, montre que les chocs et les chutes sur la région du front peuvent avoir sur le bulbe un retentissement considérable.

Le 6 octobre 1877, chez un gros chien de Terre-Neuve, M. Duret fait, un peu à gauche de la ligne médiane du front, une incision cruciale, et applique sur l'os, ainsi mis à nu, l'extrémité carrée d'un marteau de fer, puis, avec un maillet de bois, il frappe sur l'autre extrémité du marteau qu'un aide tient en place par le manche. Au moment du choc les pupilles deviennent ponctiformes, puis elles se dilatent et l'animal succombe bientôt.

A l'autopsie, on ne constate aucune fracture et aucun enfoncement du crâne, mais le nerf moteur oculaire est entouré par des caillots sanguins dans l'espace arachnoïdien. Il a d'abord été excité par le sang qui s'écoulait, d'où contracture de la pupille, puis comprimé par le sang qui s'est coagulé en cet endroit, d'où paralysie et dilatation de la pupille.

Cette observation n'offre pour nous qu'une importance secondaire, en effet la dilation de la pupille aurait peut-être trouvé une explication simplement dans des hémorrhagies dans la rétine ou dans le corps vitré, ce que l'on n'a pas recherché.

Dans l'expérience XVI du mémoire de Duret il n'est noté aucun phénomène du côté des muscles moteurs de l'œil ; cependant cette expérience offre une très grande importance parce que dans ce cas, après un coup de marteau sur la région frontale, il s'est produit un arrachement et une destruction des deux nerfs pneumo-gastriques. La rupture de nerfs aussi volumineux permet de supposer que dans certains cas les nerfs moteurs de l'œil peuvent également être rompus et, en effet, M. Duret nous a dit avoir pu constater ce fait plusieurs fois dans ses expériences.

Les chocs sur la région frontale ne sont pas les seuls qui puissent donner lieu à ces phénomènes de répercussion sur le bulbe avec retentissement sur les noyaux des nerfs moteurs de l'œil. Les chocs latéraux ou temporop-ariétaux peuvent entraîner les mêmes résultats, mais les phénomènes de répercussion sont beaucoup moins accusés. Dans la relation des expériences de chocs latéraux faite par M. Duret, expériences moins nombreuses il est vrai que les précédentes, nous n'avons noté (Expérience XX) comme troubles des mouvements de l'œil que du nystagmus, phénomène dont l'explication est encore très-incertaine. Dans ce cas d'ailleurs, il n'y avait pas d'ecchymose sur le plancher du bulbe.

Dans l'expérience XXII, chez un chien braque de forte taille, après plusieurs coups de maillet sur le côté droit de la tête, le 17 septembre 1877, à 10 heures 12 minutes du matin, l'animal perd connaissance ; on l'excite en le pinçant, il semble qu'il veuille fuir, mais il ne peut diriger ses mouvements. Les yeux sont très saillants, convulsés en haut et en dedans, les pupilles, surtout la gauche, sont petites. Les yeux restent convulsés toute la journée.

Le lendemain, 18 septembre, les pupilles sont petites et égales, impressionnables à la lumière, l'animal meurt dans l'après-midi.

A l'autopsie, on trouve des altérations nerveuses et en particulier des contusions sur les deux hémisphères dans la région motrice et seulement deux ou trois petites ecchymoses sur la face ventriculaire du bulbe.

En produisant des chocs postérieurs ou occipitaux M. Duret a provoqué les mêmes lésions. Chez le chien de l'expérience XXIV il y eut du nystagmus et à l'autopsie on nota dans le quart postérieure de la face convexe des hémisphères une plaque ecchymotique d'une teinte rouge uniforme ; sur le bulbe il existait un ramollissement de tout le plancher du quatrième ventricule.

Chez un petit chien matiné auquel M. Duret donna, le 11 octobre 1877, un coup violent sur la nuque, il se produisit du nystagmus.

Après une série de 5 à 6 coups de maillet, les globes oculaires finissent par se porter en dehors, l'un à droite et l'autre à gauche.

L'animal ne succombe pas ; on le tue le lendemain par le chloroforme. Le plancher du 4e ventricule est de consistance et de coloration normales, on trouve de légères suffusions sanguines à la base de l'encéphale et sur la protubérance, un petit caillot hémorrhagique à la face antérieure et deux caillots ovalaires au niveau des pyramides antérieures sous la pie-mère ; c'est-à-dire que les nerfs moteurs externes étaient atteints, d'où la convulsion des yeux en dehors.

Nous rapportons ici surtout des phénomènes d'excitation ; les phénomènes de paralysie sont de même nature, il n'y a qu'une différence de temps et de degré. Ces chiens ayant tous été tués, l'observation a du s'arrêter à la première période.

CHAPITRE IV

OBSERVATIONS

Paralysie de la troisième paire.

Observation I (personnelle).

Chute sur la tête, enfoncement du crâne au niveau de la région du pli courbe; ptosis.

Simon (Louis), âgé de 21 ans, domestique, entre le 1er avril 1879 à l'Hôtel-Dieu, salle Saint-Julien, lit n° 1.

Son père est mort phthisique, sa mère a toujours été bien portante, lui-même jouit d'une excellente santé ordinaire, mais il a eu quelques accidents scrofuleux dans son enfance, il a senti longtemps des ganglions dans la région sous-maxillaire.

A l'âge de quatre ans, tombant dans un escalier de la hauteur d'un deuxième étage, il a eu le crâne enfoncé, dit-il, et, en effet, on constate encore très-manifestement à droite un méplat très-net, à peu près circulaire, de 5 centimètres de diamètre. Le centre de ce méplat se trouve en un point ainsi déterminé : on fait passer une ligne horizontale tangente au bord supérieur du pédicule de l'oreille ; à 3 centimètres en arrière, on mène sur cette ligne une perpendiculaire sur laquelle on mesure en haut 12 centimètres, cela même au centre du méplat signalé ci-dessus. Il est bon de remarquer que ce point correspond à peu près exactement au pli courbe, sur lequel on peut arriver également en se servant du point de repaire indiqué par M. Pozzi, et qui consiste à prendre sur une ligne horizontale, passant par le sommet de la bosse bariétale, un point situé à 3 centimètres en arrière de ce sommet.

Il y a quatre ans, notre malade a reçu sur le sourcil gauche un coup de poing fort léger qui ne paraît être qu'une coïncidence.

En dehors des quelques accidents strumeux dont nous avons parlé au début, Simon ne paraît avoir jamais eu aucune autre affection que celle qui l'amène à l'hôpital. Depuis deux ans, la paupière supérieure gauche commence à tomber; actuellement, le ptosis est assez marqué pour que le malade soit forcé de soulever la paupière avec ses doigts ou de renverser la tête fortement en arrière lorsqu'il veut se servir de cet œil. On n'observe aucune parésie dans les autres muscles innervés par la troisième paire, non plus que dans aucun muscle de la face.

Du côté droit également, il existe un très-léger degré de ptosis qui a débuté plusieurs semaines après celui de l'œil gauche, mais qui est encore difficilement appréciable.

Il n'y a aucun trouble daus les fonctions visuelles des deux côtés; l'acuité visuelle est égale à 1.

Le 28 avril, M. Panas fait une opération dans le but de remédier au ptosis de l'œil gauche. Au niveau du sillon qui sépare la portion convexe de la portion concave de la paupière supérieure, il enlève un lambeau de peau transversal ayant la forme d'un croissant, une hauteur de 3 millimètres et la longueur de l'orifice palpébral; les suites de l'opération sont absolument normales; la réunion des deux lèvres de la plaie étant obtenue au moyen de fil d'argent, le malade est pansé suivant la méthode de Lister, et à aucun moment on ne constate la moindre complication. La correction est imparfaite, le malade ouvre mieux l'œil gauche, mais il est encore gêné de ce côté.

Le 1er juin, nous voyons se développer chez le malade un rash scarlatiniforme occupant toute la surface du corps, sauf la face. Le malade avait pris la veille un bain sulfureux, dans lequel la face seule n'avait pas été mouillée. Ce rash ne s'accompagne d'ailleurs d'aucun symptôme fébrile, et on ne peut trouver aucun autre signe qui puisse faire songer au développement d'une fièvre éruptive quelconque, on trouve seulement sur la face quelques papules d'acné qui ne permettent en rien de songer à une variole.

A cette même époque, d'ailleurs, un certain nombre d'éruptions ont été signalées dans diverses services; M. Barié a fait sur ce sujet une communication à la Société clinique, dans la séance du 26 juin 1879. Dans la séance suivante, MM. Archambault, Cadet-Gassicourt, Bucquoy, Hallopeau ont cité quelques faits du même genre. Peu avant l'apparition de ce rash scarlatiniforme, nous avions vu se développer deux cas de variole chez deux malades de la même salle Saint-Julien, opérés l'un de cataracte sénile, l'autre de blépharoplastie pour un ectropion.

Lorsque le malade sortit de l'hôpital le 25 juin, la paupière supérieure gauche se relevait à peu près comme celle du côté gauche. Pendant tout le temps qne nous avons pu observer ce malade, nous n'avons constaté aucun trouble, ni de la sensibilité, ni de la motilité, dans aucun autre point de l'économie.

Cette observation apporte certainement un utile appoint à la doctrine des localisations cérébrales, mais elle est loin d'être à l'abri de toute objection ; c'est à l'âge de 4 ans que le malade à eu un enfoncement du crâne et c'est à l'âge de vingt ans seulement que le ptosis, qui en est probablement la conséquence, s'est manifesté. On peut répondre à cela que la compression au niveau du pli courbe s'est faite à l'époque où a cessé le développement de la cavité crânienne. Cependant en faveur de cette opinion que les accidents observés à l'âge de 20 ans sont réellement dûs à la fracture du crâne qui s'est produite à 4 ans nous citerons le fait suivant, résumé par Charcot et Pitres (1) ;

Mary C..., 37 ans, ancienne fracture du crâne. Cinq ans après, convulsions demi-latérales du côté droit. Hémiplégie droite.

Autopsie. — Au niveau du foyer de la fracture, exostose saillante à l'intérieur du crâne, et pénétrant dans le cerveau, qui est déprimé et lésé à un pouce un quart au-dessus de la scissure de Sylvius sur la circonvolution pariétale ascendante gauche (Byrom Bramwell, *The British medical Journal*, 1er sept. 1877, p. 290).

Chez notre malade il s'est produit également un ptosis du côté droit c'est-à-dire du même côté que le traumatisme cérébral ; peut être l'atrophie du pli courbe du côté droit a-t-elle eu pour conséquence au bout d'un certain temps une altération parallèle de la région correspondante du

(1) Nouvelle contribution à l'étude des lésions motrices dans l'écorce des hémisphères du cerveau, 1880.

côté gauche, mais ce sont là de pures hypothèses dans lesquelles nous ne voulons pas nous engager, nous bornant à rappeler ce fait, qu'un ptosis de la paupière supérieure gauche a succédé à un traumatisme de la région du pli courbe du côté droit.

OBSERVATION II.

Fracture par arme à feu de la région temporale gauche. Paralysie totale de la 3e paire du même côté. Trépanation. Guérison (A. Marvaud, in Bull. de la Soc. de chir., 1876, p. 97.

Un homme de 18 ans est frappé à bout portant par un coup de feu, la balle produit sur la région temporale gauche et en arrière de l'oreille un sillon assez profond, long de 8 centimètres et large de 3 centimètres ; huit jours après l'accident, le blessé est amené à l'hôpital dans l'état suivant : hémiplégie portant sur les membres et la face du côté droit. A gauche, prolapsus de la paupière supérieure, dilatation de la pupille avec strabisme externe. M. Marvaud constate les signes d'une paralysie totale du moteur oculaire commun.

Une couronne de trépan est appliquée sur la félure qui s'étend assez en avant vers l'angle antérieur de la plaie ; trois esquilles sont retirées. Quelques instant après le malade ouvrait l'œil gauche, le prolapsus de la paupière avait disparu, la main droite exécutait des mouvements et l'élocution devenait plus facile.

Dans ce cas la paralysie totale de la troisième paire gauche, succédant à une félure de la région temporalc du même côté, est évidemment directe et due à des phénomènes de compression propagée jusqu'à la partie moyenne gauche de la base de l'encéphale.

La trépanation et l'issue des trois esquilles font cesser la compression qui s'exerçait d'abord sur la région fronto-pariétale corticale, puis se transmettait à gauche jusqu'à la base ; alors seulement réapparaissent la motilité de la main droite et la parole, alors cesse la paralysie totale du moteur oculaire commun.

Observation III.

Fracture de la région frontale droite, paralysie temporaire du droit interne de l'œil gauche. (Résumé d'après M. Bruté fils, de Rennes. In *France médicale*, 1876, p. 126.)

Le 13 septembre 1875, une enfant de 11 ans tombe d'un second étage dans la rue. Il existe au niveau de la bosse frontale droite une petite plaie verticale de 4 centimètres d'étendue environ, qui donne issue à du sang et à de la substance cérébrale ; cependant l'enfant n'a pas perdu connaissance et elle répond à toutes les questions. Le doigt promené autour de la plaie constate une dépression manifeste, s'étendant en bas et en dedans jusqu'aux os propres du nez, qui sont eux-mêmes fracturés. Une heure après l'accident, M. Bruté revoit la malade en consultation avec son père et le Dr Delacour.

Dans la plaie, le sang est animé de battements isochrones à ceux du pouls ; il existe de plus un suintement rouge très appréciable par l'oreille droite ; cet écoulement cesse dans l'après-midi. Le lendemain matin, une ecchymose palpébrale, existant déjà la veille, est encore plus marquée, et il est devenu impossible d'entr'ouvrir les yeux. Les jours suivants, le gonflement ecchymotique diminue, mais les yeux ne s'ouvrent qu'à peine.

Le 5 octobre suivant, l'enfant peut ouvrir les yeux et se plaint de ne pas y voir de l'œil gauche, il existe un léger strabisme de cet œil en dehors et en haut ; les jours suivants cette déviation est plus manifeste et dans les efforts que fait l'enfant pour suivre le doigt, promené de gauche à droite devant elle, la cornée gauche ne peut dépasser la ligne médiane. Ce qui rend cette difformité plus sensible encore, c'est que l'œil droit est légèrement dévié en dedans et en bas et déprimé comme s'il y avait un enfoncement total de la voûte orbitaire de ce côté. De cet œil l'acuité visuelle est intacte.

Vers la fin du mois d'octobre, la déviation de l'œil gauche a complètement disparu et les mouvements sont redevenus normaux tant en dehors qu'en dedans, mais l'amblyopie persiste et l'examen ophthalmoscopique montre la papille en voie d'atrophie.

Il serait difficile de tirer des détails fournis par l'auteur quelque renseignement au sujet de la lésion possible du moteur oculaire commun, soit qu'il y ait eu par contre-coup une altération de la substance corticale du cerveau, soit qu'il y ait eu choc du liquide céphalo-rachidien au niveau du plancher du quatrième ventricule comme cela s'est produit dans les expériences de choc sur la région frontale que nous avons relatées d'après le mémoire de Duret ; soit enfin que le traumatisme ait déterminé la formation d'un caillot sanguin sur le trajet du tronc même du nerf où sur le trajet de celle de ses branches qui se rend aù muscle droit interne.

Quant à la déviation de l'œil droit elle paraît non paralytique, mais produite simplement par un épanchement sanguin dans la cavité orbitaire.

Observation IV.

Paralysie de la 3e paire, consécutive à une chute sur la tête. (Résumé d'après M. Fleury, de Clermont. In Bull. de la Soc. de chir. Séance du 31 déc. 1862.)

Un cultivateur, âgé de 24 ans, est renversé, le 9 juillet, du haut de sa voiture et tombe assez violemment dans un fossé. La tempe gauche frappe sur le sol ; il en résulte une infiltration sanguine dans le tissu cellulaire des paupières. Le blessé voit qu'il lui est impossible d'ouvrir son œil gauche ; cependant il ne s'en préoccupe nullement et se borne à faire quelques lotions d'eau froide.

Rentré chez lui il fit appeler un médecin qui l'assura qu'au bout de peu de temps les paupières et l'œil reprendraient leurs fonctions.

Au bout de dix jours le gonflement avait presque entièrement disparu, mais les paupières ne s'ouvraient pas mieux pour cela et le malade, cherchant à les entr'ouvrir avec ses doigts, s'aperçut qu'il ne distinguait pas mieux les objets que le jour de son accident. Il se décida le 26 juillet à entrer à l'Hôtel-Dieu de Clermont, dans le service de M. Fleury.

A cette époque, les paupières de l'œil gauche présentent encore les traces d'une ecchymose, elles recouvrent complètement le globe oculaire et en les entr'ouvrant M. Fleury peut diagnostiquer une paralysie complète du moteur oculaire commun. Le malade, ennuyé de rester à l'hôpital, n'y a passé que cinq ou six jours sans que deux vésicatoires appliqués à la tempe aient modifié sa position.

Il n'y a eu chez ce malade aucun symptôme de commotion cérébrale, il a pu se relever immédiatement après l'accident et faire un assez long trajet pour rentrer chez lui. Rien ne permet de supposer qu'il se soit fait une fracture du crâne, et dans ce cas encore la théorie du choc céphalo-rachidien produit sur le plancher du quatrième venricule nous paraît la plus acceptable.

Observation V.

Enfoncement de l'os temporal gauche, blessure du lobe frontal, ptosis (Wernher, de Grissen. R. S. M., 1873, p. 51.)

Un homme de 19 ans, serre-frein, tombe le 12 janvier et vient frapper la tête contre un rail ; blessure à la tempe gauche. Le 13, il a un peu de paralysie de la mâchoire inférieure et de la paupière supérieure droite.

A l'autopsie les deux circonvolutions qui limitent la scissure paraissent écrasées et détruites à leur surface. La surface du lobe rontal gauche est légèrement ramollie. Il n'y a pas de suffusions ventriculaire ; la base du cerveau, la moelle allongée et les autres organes sont sains.

Observation VI.

Coup sur la tête, mydriase, guérison. (Thèse Percepied, 1876, p. 38.)

M. F..., serrurier, se présente le 30 décembre 1875 à la consultation de M. Meyer. Il a reçu, il y a environ deux mois, un coup violent sur le crâne, mais d'autres causes peuvent être considérées comme ayant produit la mydriase compliquée de paralysie de l'accommodation dont il est atteint à l'œil gauche ; il est fortement anémique, sujet à des étourdissements, à des bourdonnements, etc En outre il a eu la syphilis.

Traitement, pilules d'aloës, pommade à l'iodure de potassium, toniques.

Le 3 janvier, on lui ordonne des pilules de sublimé.

Le 18. Iodure de potassium ; pommade à la strychnine.

L'amélioration a été rapide, surtout du 5 au 18 janvier. Le 27, le malade presque guéri a repris son travail.

Cette observation est en effet peu concluante parce que d'autres causes peuvent être invoquées, et l'auteur n'indique pas l'époque du début de la mydriase. Nous la rapportons seulement à cause de la rareté des faits de ce genre. Dans une série d'articles sur les blessures du globe de l'œil, M. Yvert (1) a consacré quelques pages à la mydriase traumatique, surtout pour constater l'extrême rareté de ces faits. Lui-mème ne fait que citer en passant un fait dans lequel la mydriase était la conséquence d'une chute assez violente sur la région frontale mais il ne donne aucun autre détail.

Nous relatons ci-après une observation dans laquelle une plaie de tête a eu pour conséquence une diplopie passagère de nature indéterminée.

Observation VII.

Plaie de tête, diplopie passagère. (Bernhardt, *Berliner Klinische, Wochenschrift*, n° 20, p. 275, 1876, et R. S. M., t. IX, p. 145.)

Un homme robuste, conducteur de train, était assis le 2 août 1874 dans le fourgon d'un convoi qui fut broyé par un autre train. Lorsqu'il se releva, il put, avec l'aide de quelques personnes, se rendre auprès d'un étang où il lava la blessure qu'il avait à la tête ; il put ensuite rentrer à pied chez lui.

(1) A. Yvert. Blessures du globe de l'œil. *Recueil d'ophthalmologie*, 1877, 1878, 1879.

Il demeura alité trois semaines. Au commencement seulement il eut de la diplopie. Lors qu'il quitta le lit, il se plaignit d'une diminution de la vue. Le malade est vu en novembre 1875 par Bernhardt.

Les pupilles sont égales, modérément dilatées et réagissent bien à la lumière. Le malade ne peut lire longtemps parce que sa vue s'obscurcit. Les mouvements des globes oculaires sont libres en tous sens ; il n'y a pas de strabisme et l'ophthalmoscope ne montre rien d'anormal.

Paralysie de la sixième paire.

Les plus intéressantes observations de paralysie traumatique des muscles de l'œil que nous ayons pu recueillir dans le cours de notre internat sont celles qui ont rapport aux nerfs de la sixième paire. Il nous semble qu'en cherchant avec plus de soin qu'on n'a fait jusqu'ici, l'on trouverait que, dans un assez bon nombre de cas, la paralysie de ce nerf est consécutive à des traumatismes.

Peut-être dans les fractures du crâne en particulier ne s'est-on pas enquis avec assez de soin de savoir si le strabisme observé parfois chez les malades existait déjà de longue date où était consécutif à la fracture de la boîte crânienne. Nous avons pu recueillir, en deux ans, cinq observations personnelles et cependant ce fait est à peine signalé dans les ouvrages classiques. Nous ne pouvons nous expliquer cela que de cette manière : les strabiques étant très nombreux dans tous les services d'hôpital, on apporte d'ordinaire peu d'attention à la déviation de l'un des globes oculaires.

M. H. R. Wharton, assistant du professeur de clinique chirurgicale de l'Université de Pensylvanie a publié récemment une analyse très succincte de trois-cent-soixante cas dans lesquels des corps étrangers étaient allés se loger dans le cerveau. (1) Dans ces trois-cent-soixante cas, il mentionne un certain nombre de fois, comme complication, des troubles ou la perte complète de la vue, mais dans aucun il n'est nettement indiqué qu'il y ait eu une paralysie oculaire.

Cette paralysie traumatique du moteur oculaire externe que nous croyons fréquente, d'après notre très modeste expérience, trouve sa raison d'être dans quatre conditions anatomiques : 1° La situation des noyaux d'origine de la sixième paire dans le point où le choc céphalo-rachidien se produit le plus facilement après les traumatismes cérébraux (plancher du quatrième ventricule) ; 2° le long trajet de ce nerf qui, partant de l'extrémité supérieure des pyramides antérieures de la moëlle, traverse toute la cavité cranienne ; 3° la gracilité du volume de ce tronc nerveux qui l'expose à se rompre sous l'influence d'un ébranlement très violent ; nous avons vu en effet que, dans l'une des expériences de Duret (expérience 14), après un coup de marteau sur la région frontale chez un chien, il s'est produit une rupture des deux nerfs pneumogastriques ; si deux nerfs aussi volumineux que les pneumogastriques peuvent se rompre sous l'influence d'un traumatisme produit sur la région frontale, il ne répugne en rien d'admettre qu'il puisse en être de même de nerfs aussi petits que les nerfs de la sixième paire ; 4° enfin une dernière raison anatomique est tirée des rapports que le nerf de la sixième paire affecte au niveau du sommet du rocher et de la paroi externe du sinus caverneux : ce nerf est le plus inférieur, le plus près de la base du crâne ; par suite il peut être atteint par des déchirures de la dure-mère, des fractures de la base ou des épanchements sanguins, alors que les nerfs situés au-dessus

(1) *Philadelphia medical Times*, 1879, 19 juillet, p. 493.

de lui, comme ceux de la troisième, de la quatrième et de la cinquième paires n'offrent aucune altération. L'observation suivante est très intéressante à ce point de vue.

Observation VIII (personnelle).

Fracture du rocher, paralysie du moteur oculaire externe, paralysie incomplète du facial, apoplexies rétiniennes.

Canuel (François), âgé de 57 ans, conducteur d'un tonneau d'arrosage, entre le 27 mai 1878, salle Saint-Gabriel, hôpital de la Pitié, service de M. Polaillon. Le malade a eu l'avant-bras droit amputé l'année dernière, par M. Labbé, pour une tumeur blanche du poignet. Il jouit cependant d'une très bonne santé habituelle.

Hier, à midi et demi, le malade était à uriner, lorsque son cheval s'est emporté, il a couru pour le retenir, mais il a été renversé sur le côté gauche et une roue de sa voiture lui a passé sur la poitrine. Il est amené dans le service, où l'on diagnostique une fracture du crâne, à cause des symptômes suivants. Il y a un écoulement de sang par l'oreille gauche, le nez et la bouche, une ecchymose occupe la face cutanée des deux paupières droites ; on trouve de même une ecchymose dans la conjonctive bulbaire du même côté, enfin il existe une légère paralysie du facial inférieur et une paralysie fort nette du moteur oculaire externe gauche. En outre de cela, la cinquième et la sixième côtes droites sont brisées.

Le 30 mai. Il s'écoule depuis avant-hier un peu de sérosité par l'oreille gauche ; il existe une douleur au niveau de l'articulation temporo-maxillaire du même côté ; le malade ne peut rapprocher entièrement les deux mâchoires. En dehors de cela il n'y a aucun symptôme cérébral et aucun trouble de la sensibilité ni du mouvement dans le reste de l'économie. Le liquide continue à s'écouler par l'oreille gauche jusqu'au 15 juin, puis l'écoulement cesse ; la paralysie du moteur oculaire externe et du facial inférieur persiste, la pupille droite est encore un peu plus dilatée que la gauche, la vue s'améliore un peu à droite ; de ce côté le malade commence à distinguer les figures.

On peut alors examiner avec plus de soin les parties lésées et l'on constate qu'il s'est produit une fracture de la cavité glénoïde du temporal par enfoncement du condyle, la membrane du tympan est déchirée et l'air sort très nettement par le conduit auditif externe ; un abcès s'est formé dans le conduit auditif externe et du pus s'écoule en petite quantité mais d'une façon continue. Quoiqu'il n'existe aucune fracture du maxillaire inférieur, le malade ne peut pas faire de mouvements de mastication.

Le 29 juin, nous pratiquons l'examen ophthalmoscopique, les deux pupillles sont égales et facilement dilatables.

Sur l'œil droit la papille est saine et normale, on trouve seulement une petite hémorrhagie punctiforme à la partie inférieure et interne (image renversée). De nombreuses hémorrhagies occupent la rétine sur le pourtour de la papille, surtout en dedans et en dehors ; 2 taches surtout sont très-foncées et à bords nettement limités dans une partie de leur étendue. On voit diverses taches noirâtres ressemblant à des taches d'atrophie choroïdienne et des taches blanchâtres un peu crayeuses donnant également l'aspect de taches d'atrophie de la choroïde ou de dégénérescence graisseuse de la rétine. Au niveau de la macula il y a une tache noire qui en occupe à peu près le centre ; sur le pourtour l'on voit une tache grisâtre autour de laquelle sont distribuées les taches hémorrhagiques.

Sur l'œil gauche on voit une opacité siégeant sur la partie centrale de la cristalloïde antérieure, une autre opacité est placée plus en dedans, elle est noirâtre comme la précédente, une troisième plus interne encore paraît être un exsudat rétinien.

Le malade va à Vincennes le 24 juillet, son strabisme est dans le même état qu'au début, l'acuité visuelle est restée la même, c'est-à-dire très imparfaite, elle n'a pu être mesurée d'une façon précise faute d'échelle typographique.

Nous avons eu des nouvelles de ce malade le 10 août dernier : il a repris son travail et ne paraît avoir conservé aucune autre trace de sa fracture du crâne que son traumatisme et son amblyopie. Dans ce cas le strabisme a été observé presque immédiatement après l'accident, il est donc bien dû au strabisme lui-même et non consécutif à l'amblyopie.

Observation IX (personnelle).

Chute d'nn deuxième étage. Paralysie du muscle droit externe de l'œil droit. Aliénation mentale.

Gorgerin (Adeline), femme Mailly, âgée de 36 ans, domestique, est entrée le 22 octobre 1878, à la Pitié, salle Saint-Jean, n° 23, service de M. Polaillon.

G... est femme de chambre à Athis ; pendant que ses maîtres étaient en voyage, elle est allée dans son pays voir sa fille âgée d'une douzaine d'année. Quand il fallut rentrer, elle ne se sépara qu'avec regret de son enfant, elle revint triste ; ses maîtres se préoccupèrent assez de sa mélancolie pour prévenir sa famille. Un cousin vint la voir et sa vue ramena un peu de gaieté dans l'esprit de la malade ; mais l'influence fut vite épuisée car, dans la matinée, vers cinq ou six heures, elle se précipita d'un second étage sur une terrasse pavée en mosaïque. M. le Dr Motet, à l'obligeance duquel nous devons ces renseignements, se trouvait alors à Athis et fit transporter la malade à la Pitié, où nous avons pu l'observer.

A l'hôpital, la malade est absolument aliénée ; elle parle constamment de sa fille, dont elle ne sait pas l'âge, elle appelle tout le monde : mon cher ami, et surtout on ne peut arriver près de son lit sans qu'elle réclame aussitôt ses boucles d'oreilles.

Elle présente une légère ecchymose des deux paupières du côté droit. Dans la région temporale gauche, les cheveux sont mouillés de sang, mais l'examen le plus minutieux ne peut y faire constater autre chose qu'une toute petite plaie paraissant très superficielle et située à 5 centimètres environ au-dessus du pédicule de l'oreille. En aucun autre point, il n'y a la moindre trace d'un traumatisme; on nierait très volontiers cette chute d'un second étage si elle n'était affirmée par M. Motet et des témoins oculaires.

Le lit n° 23 de la salle Saint-Jean à la Pitié est appliqué par son bord droit à une cloison qui le sépare du cabinet où se trouve le lit à spéculum; aussi l'on n'observait la malade qu'en se plaçant à gauche de son lit.

Le surlendemain de l'accident, me plaçant cependant à droite, je pus, lorsque la malade cherchait à me regarder, constater la paralysie très évidente du moteur oculaire externe de l'œil droit.

Je ne saurais dire par suite à quel moment cette paralysie s'est montrée et il ne fallait pas songer à tirer de la malade le moindre renseignement, soit au point de vue des commémoratifs, soit au point de vue de l'état actuel de sa vision.

Le 26 octobre 1878, nous cherchons à pratiquer l'examen ophthalmoscopique : nous n'avons constaté aucune lésion du fond de l'œil, mais l'indocilité de la malade, qui remuait constamment les yeux et nous repoussait, ne nous permet pas d'être complètement affirmatif sur ce point.

Les jours suivants, l'état général de la malade reste excellent; on ne peut constater que la paralysie de la 6me paire droite et l'aliénation mentale. Pendant tout le temps de son séjour à l'hôpital, cette femme présente une excitation cérébrale assez prononcée.

Le 23 novembre, M. Polaillon la fit transporter à Sainte-Anne. Le 14 juillet 1879, elle fut transportée de Sainte-Anne à la Salpêtrière dans le service de M. Moreau, où nous avons pu la voir le dimanche 10 août dernier. Les idées délirantes persistent toujours ; la malade est généralement excitée et présente parfois du délire des persécutions. Avec notre collègue Jouin, nous avons cherché en vain à constater l'état de sa vision, nous avons pu seulement nous assurer de la persistance du strabisme interne qui cependant paraît moins prononcé que l'an dernier.

Nous n'insisterons point sur la modification que ce traumatisme a produit dans l'état psychique ; le fait qui nous intéresse le plus spécialement est cette paralysie de la sixième paire. Il n'y avait pas de strabisme avant l'accident, et d'autre part, quoiqu'une chute du second étage ayant entraîné peu de lésions ait trouvé quelques incrédules, cette chute est pourtant certaine, car deux enfants ont vus la femme de chambre se jeter par la fenêtre et d'autre part on a constaté sur le sol quelques traces de sang au point où elle était tombée.

L'observation suivante est assez discutable, mais on ne saurait écarter l'influence du traumatisme. Nous avons pu la recueillir en ville, chez une malade de M. le docteur Carré.

OBSERVATION X (personnelle).

Syphilis et traumatisme crânien. Paralysie du moteur oculaire externe gauche.

Mazet (Catherine), âgée de 24 ans, domestique, jouit d'une très bonne santé habituelle. Elle ne paraît sous l'influence d'aucune diathèse héréditaire, mais il y a sept ans, à l'âge de 17 ans, elle a été soignée comme syphilitique à l'hôpital de Lourcine par M. Fournier; elle prenait, dit-elle, deux pilules par jour, du sirop d'iodure de fer et des bains de vapeur. Elle avait alors sur tout le corps des éruptions avec démangeaisons (?). En même temps, elle avait des croûtes sur la tête et ses cheveux sont tombés. Elle ne paraît avoir jamais eu d'autres manifestations, ni maux de tête, ni douleurs ostéocopes, ni plaques muqueuses, ni éruptions cutanées depuis ce temps.

Il y a six semaines, cette jeune fille, glissant sur une peau d'orange, est tombée dans sa chambre; l'apophyse mastoïde gauche a porté sur une table de nuit.

Il n'y a pas eu perte de connaissance, mais la malade est restée trois semaines sans pouvoir sortir; elle a eu pendant ce temps des douleurs dans tout le côté gauche de la face.

Il y a trois semaines, donc trois semaines après l'accident, en dînant, la malade a remarqué qu'elle y voyait double. Elle est venue immédiatement chez M. Carré qui l'a soumise au traitement antisyphilitique et aux courants continus. La paralysie s'est peu à peu améliorée depuis cette époque. Cependant, quand nous l'observons, elle est encore très nette et l'on peut constater tous les symptômes classiques de cette affection.

La malade présente encore au niveau du sommet de l'apophyse mastoïde gauche la trace de sa chute, c'est une cicatrice linéaire longue de deux centimètres, oblique en bas et en avant. A ce niveau, l'os présente quelques inégalités, l'état de la vision est tout à fait normal; de même on ne peut noter rien d'appréciable du côté de l'ouïe.

Dans le cours de son traitement chez M. Carré, cette malade vient d'avoir sur tout le corps une éruption sans démangeaisons.

L'existence de la syphilis chez cette malade ne saurait faire de doute; il était naturel d'y songer tout d'abord en recherchant l'étiologie de la paralysie de la sixième paire, d'autant plus que la syphilis est la cause pour ainsi dire habituelle de cette affection; mais nous ne croyons pas que l'on soit autorisé à rejeter complètement le traumatisme.

La malade, il est vrai, ne s'est aperçue de sa diplopie que trois semaines après l'accident et nous savons que d'ordinaire la paralysie survient immédiatement après le traumatisme, mais pendant trois semaines cette femme paraît avoir souffert de névralgies assez violentes du côté gauche de la face, il est donc permis de supposer que pendant ce temps elle n'a pas ouvert l'œil gauche et par suite n'a pu constater la diplopie. Le traumatisme d'ailleurs aurait pu agir sur un nerf déjà légèrement atteint par la syphilis et par suite prédisposé à cette paralysie.

Observation XI (personnelle).

Fracture probable de la base du crâne, paralysie du moteur oculaire externe, neuro-rétinite par stase.

Pécard, âgé de 11 ans, vient le 30 avril 1877 à la consultation de l'hôpital Lariboisière. Ses parents jouissent d'une bonne santé, quoique sa mère soit assez débile; lui-même était toujours mal portant; il a eu la rougeole à l'âge de 2 ans.

Il y a deux ans, il est tombé d'un premier étage sur la tête; la perte de connaissance a été de courte durée, mais on a constaté l'écoulement de quelques gouttes de sang par l'oreille et une hémorrhagie assez abondante par le nez. Il y avait, dit la mère, une ecchymose de la paupière inférieure droite et l'enfant s'est fait en tombant une fracture de l'avant-bras droit. L'enfant louche depuis cette époque, cependant les renseignements donnés par la mère ne permettent pas d'être bien affirmatif sur l'époque du début du strabisme convergent. Il y aurait eu ici peut-être paralysie de la 6me paire droite.

C'est quelque temps après l'accident que l'enfant a remarqué en fermant par hasard son œil gauche qu'il n'y voyait pas de l'œil droit.

A gauche, l'acuité visuelle est normale, mais à droite l'enfant ne distingue pas le jour de la nuit et de ce côté l'ophthalmoscope montre une atrophie blanche complète de la papille. Cet enfant n'est venu qu'une fois à la consultation et nous n'avons pu le suivre.

Ce cas est très douteux, le strabisme n'est pas nettement en rapport avec l'accident, mais la fracture du crâne paraît au moins très probable et l'on peut supposer que la fracture ait donné lieu à la production d'un cal comprimant plus tard le moteur oculaire externe.

Observation XII (personnelle).

Chute sur la tête, paralysie du moteur oculaire externe.

Mme Vve Policand, âgée de 68 ans, blanchisseuse, vient le 12 février 1879 à la consultation de l'Hôtel-Dieu,

Il y a neuf mois, cette dame a fait sur le boulevard une chute à la suite de laquelle elle est restée six semaines au lit. La tête a porté par terre, les yeux étaient rouges et la vue troublée. La vue baissait peu à peu auparavant, mais depuis la chute elle est restée très mauvaise. Depuis l'accident, nous dit une parente qui accompagne cette femme, la malade a toujours louché de l'œil droit.

Il existe en effet une paralysie du moteur oculaire externe droit. L'examen ophthalmoscopique montre une atrophie grise des deux papilles avec scléro-choroïdite postérieure de l'un et de l'autre côté; la rétine et la choroïde ne présentent pas d'autre altération apparente, mais à droite le corps vitré est ramolli. L'acuité visuelle est de 1/4 à droite, de 1/6 à gauche, le champ visuel est un peu rétréci concentriquement pour l'œil gauche, normal pour l'œil droit.

OBSERVATION XIII.

Fracture de la base du crâne. Paralysie de la sixième paire gauche. (Joseph Jacobi. *Archiv. für Ophth.*, 1867. Abth, 1 p. 147.)

Le 3 octobre, un homme reçut une poutre sur le côté droit de la tête, il en résulta une perte de connaissance et des hémorrhagies par le nez, la bouche et l'oreille gauche. Le lendemain, tout symptôme avait disparu, mais l'œil droit était aveugle. Au onzième jour, le malade était faible, il avait une soif insatiable, mais il n'y avait pas de sucre dans les urines; l'ouïe, la sensibilité étaient normales. Le droit externe gauche était paralysé. L'œil droit pouvait reconnaître la main à un pied. L'examen de cet œil à l'ophthalmoscope montra autour de la papille une grande quantité de plaques blanches et çà et là quelques petits épanchements sanguins. La mort eut lieu le dix-huitième jour.

L'autopsie fit découvrir une fracture de la base du crâne, un épanchement sanguin sur la dure-mère et quatre petites collections purulentes dans la pie-mère. Des deux côtés, la fracture s'étendait jusque sur les parties latérales de la selle turcique, allant d'autre part à gauche jusqu'à l'union de la portion pierreuse et de la portion squameuse du temporal.

L'observation de l'auteur allemand manque de détails au sujet de l'époque d'apparition de la paralysie, mais d'autre part elle montre très nettement une fracture de la base du crâne intéressant la gouttière caverneuse. Il est donc naturel dans ce cas qu'il y ait paralysie du moteur oculaire externe sans que les autres nerfs de l'œil aient été en rien intéressés.

Nous donnons ci-dessous, très résumées, deux observations dans lesquelles un strabisme mal déterminé a succédé à un traumatisme crânien.

Observation XIV.

Coup sur le pariétal droit, strabisme. Mort. Autopsie. (Demongeot. Th. de Paris, Obs. V, p. 31.)

Une enfant de 7 ans avait reçue plusieurs coup sur la tête, entre autres un sur le pariétal droit qui fit une plaie qui suppura très longtemps; une dizaine de jours plus tard, l'enfant, dont les sentiments affectifs paraissaient très exaltés, prit part à une conversation, elle parla avec volubilité, fit des efforts incroyables de mémoire et finit par un délire complet. L'affaissement le suivit avec strabisme, trismus, contracture des membres du côté gauche; ce même côté fut affecté bientôt de résolution, et après deux jours d'agonie la malade expira.

A l'autopsie, on trouve sur le cuir chevelu une cicatrice blanche au niveau de la suture du pariétal droit avec le coronal, mais l'os est intact, les méninges de la convexité du cerveau sont généralement épaissies, elles offrent des adhérences intimes avec la substance cérébrale à gauche, mais particulièrement à la partie latérale et supérieure droite où l'on remarque sous l'arachnoïde et jusque dans les anfractuosités des granulations lenticulaires, jaunâtres, homogènes et caséeuses. Dans ce point, les membranes sont plus épaisses et lorsqu'on les soulève on entraîne de la substance grise, ramollie et jaunâtre dans l'épaisseur de quelques lignes. Le reste du cerveau est sain.

Observation XV.

Fracture étoilée du pariétal gauche avec chevauchement et enfoncement de quatre fragments; paralysie à droite des muscles de l'œil. Guérison complète. (De Bourillon et Moty. *Gazette hebdomadaire*, 1874, p. 686.

Un arabe de 16 ans reçoit le 5 juin 1873 un coup de bâton sur la tête, il entre le 9 à l'hôpital. Il existe une hémiplégie droite qui comprend les muscles de l'œil et tous les muscles de la moitié droite du corps. Le mieux se manifeste après quelques alternatives et le malade sort le 27 juin de l'hôpital paraissant à peu près complétement guéri.

Observation XVI.

Fracture du crâne. Déviation conjuguée des yeux. Guérison. (Extrait de David Ferrier. De la localisation des maladies cérébrales. Trad. franç., p. 95.)

Le Dr Carroll, de Staten Island, New-York, m'a fourni les détails d'un cas qu'il a récemment observé.

Le malade, enfant de 8 mois, tomba d'une hauteur de 6 pieds et fut étourdi pendant quelques minutes. Le Dr Wilson, qui vit l'enfant peu de temps après l'accident, déclara qu'il n'y avait pas d'affection des membres ; le seul phénomène qui le frappa fut la déviation conjuguée des yeux, avec rotation de la tête vers la droite, avec dilatation des pupilles au commencement. Pendant les deux jours qui suivirent l'accident, tout mouvement soudain amenait une exacerbation dans les symptômes. Il ne survint aucun autre signe et la santé générale de l'enfant ne parut pas souffrir. Le Dr Carroll vit alors l'enfant. Sa tête était tournée à droite et le champ de ses mouvements ne dépassait jamais à gauche la ligne médiane ; les yeux au repos étaient dirigés à droite, mais ils pouvaient être volontairement amenés jusque près de la ligne médiane; pupilles légèrement dilatées peut-être, mais répondant à la lumière; paupières supérieures élevées. Il y avait du gonflement de la région pariétale droite, et l'on pouvait découvrir une fracture linéaire dans le pariétal, à moitié chemin entre les sutures squameuse et sagittale, passant par une ligne verticale élevée par le méat auditif. Le Dr Carroll nota également que la compression du point affecté provoquait une augmentation notable de la déviation ; il considère celle-ci comme étant due à l'irritation et participant du caractère du monospasme. La difficulté qui s'élève maintenant est relative au spasme produit par une lésion siégeant du même côté que la déviation. Mais il me semble que les symptômes peuvent être expliqués d'une manière satisfaisante par l'action non équilibrée du centre de gauche par lésion (hémorrhagique) du centre de droite. Le siège de la fracture était tel que celle-ci pouvait acilement être accompagnée de lésion du centre, et le fait que les yeux pouvaient être volontairement amenés sur la ligne médiane prouve que la déviation n'était pas de nature active et qu'elle était facilement vaincue par l'action du centre de droite.

Ce fait pourrait venir à l'appui de l'opinion de M. M. Duval et Graux sur le mode d'innervation du muscle droit interne, mais l'absence d'autopsie ne permet ici qu'une hypothèse.

OBSERVATION XVII.

Chute sur le crâne, plaie de tête; Paralysie des sixième et septième paires. (Extrait des cahiers d'observations de M. le Pr Panas).

Fournier (Louis-François), âgé de 62 ans, employé de commerce, entre, le 15 mai 1876, à l'hôpital Lariboisière, salle Saint-Ferdinand, lit n° 20, service de M. Panas. Ce malade, qui ne peut marcher qu'avec des béquilles, a été soigné, l'année précédente, dans le service de M. Tillaux, pour une fracture du col du fémur. En rentrant avant hier soir chez lui, il a fait une chute sur la tête. La blessure pansée à son arrivée ce matin, 15 mai, à l'hôpital, a donné beaucoup de sang. Plaie de la région pariétale droite, longitudinale, de 4 centimètres de long, plaie simple. Bouche trés légèrement déviée, quoique pas d'antécédents, d'après ses dires. Légère déviation convergente de l'œil gauche. Vin aromatique; Baudruche et alcool camphré à partir du 21; réunion très rapide. Va à Vincennes le 15 juin.

OBSERVATION XVIII.

Fracture de la base du crâne. Paralysie des sixième et septième paires (Extrait des cahiers de M. Panas.)

Dupuis (Henri), 39 ans, entré le 11 avril 1876, à 10 heures du soir, à l'hôpital Lariboisière, salle Saint-Honoré, lit n° 6. Chute du troisième étage par-dessus la rampe d'un escalier, étant en état d'ivresse (est alcoolique), quelques heures avant son entrée à l'hôpital. Réveil le lendemain matin. Paralysie incomplète du facial droit; pertes de sang par les deux oreilles; pas d'écoulement séreux. Paralysie du moteur oculaire externe droit survenue vingt-quatre heures plus tard, avec strabisme concomitant interne de l'œil gauche. L'ouïe du côté droit paraît plus obtuse. Sensibilité de la cinquième paire conservée. Pas d'ecchymose sous-conjonctivale. Parésie du styloglosse droit. Rien à l'ophthalmoscope.

17 avril. T. M. 38,7. On constate de la polyurie insipide. Urine

de vingt-quatre heures, 3 lit. 150 c. Congestion passive de la conjonctive.

Le 18. T. M. 39,3. Urine, 2 lit. 200.

Le 19. P. 92. T. M. 39°. Pas de neuro-rétinite. La cornée commence à se dépolir, à cause de la paralysie faciale. Urine de vingt-quatre heures, 4 l. 25 c.

Le 20. T. M. 39,3. A uriné beaucoup, une partie de l'urine a été renversée.

Le 21. T. M. 38,7. Urine, 3 litres. Pleuro-pneumonie du côté gauche, consécutive à la fracture des premières côtes gauches.

Le 22. T. M. 37,6. Urine, 3 l. 80 c. Souffle intense à gauche. Gros râles au sommet.

Le 23. T. M. 37,3. Urine, 5 l. 20 c. A bu 5 à 6 litres cette nuit.

Les 24, 25, 26. Urine toujours très abondante, boit une grande quantité de liquide. Température normale.

Le 27. Même état. Le souffle disparaît. Gros râles.

Le 29. Un peu de conjonctivite.

5 mai. Même état. Va mieux. Urine toujours abondante.

Se lève à partir du 22 mai. Paralysie faciale s'accentuant de plus en plus.

Sorti, sur sa demande, le 31 mai, non encore guéri, pour aller passer un mois à la campagne.

Nystagmus.

Nous avons pu recueillir pendant notre internat une observation de nystagmus consécutif à une chute sur le crâne ; nous en avons trouvé un autre cas chez un auteur anglais. C'est surtout à propos de ces faits que l'influence du traumatisme joue le rôle le plus obscur.

Observation XVII (personnelle).

Chûte sur la tête, nystagmus

Richard (Pierre), raffineur, âgé de 32 ans, entre le vendredi 1er novembre 1878, à l'hôpital de la Pitié, salle Saint-Jean n° 35, service de M. Polaillon. Depuis quelques jours déjà, ce malade se plaignait de maux de tête assez violents; depuis sa naissance il avait l'habitude de saigner très fréquemment du nez; depuis quelques jours, ce saignement s'était arrêté et c'est alors que le malade a commencé à se plaindre de ces maux de tête. Lundi dernier, vers quatre heures du soir, le malade se trouvait au haut de son escalier avec deux personnes; la tête lui a tourné, il a perdu connaissance et il est tombé entraînant ces deux personnes dans sa chute, il est resté sans connaissance jusqu'au lendemain matin. Dans la journée qui a suivi, il parlait assez difficilement. Le surlendemain matin, le Dr Lejeune voit le malade et fait poser quatre sangsues en arrière de chaque oreille. Dès que les sangsues ont été posées, le malade a perdu complètement la raison, il a eu du délire furieux. Il reste ainsi jusqu'au vendredi suivant, jour où on l'amène à l'hôpital; le malade présente alors une plaie de tête située sur la ligne médiane et à cinq centimètres au-dessus de la protubérance occipitale externe. Il n'y a point de fracture apparente. Le malade présente un délire de paroles tranquille et parfois un léger délire d'actions. De chaque côté on constate un nystagmus qui n'existe pas lorsque les yeux sont au repos, mais qui devient très prononcé dès que le malade fixe un objet pendant une seconde. Il n'existe pas actuellement d'autres signes de lésions traumatiques. Le malade sort de l'hôpital le 15 novembre pour aller à la campagne.

Nous l'avons vu chez lui, le 18 août dernier. Le nystagmus persiste quand le malade fixe un objet ; en dehors de cela l'acuité visuelle est normale et l'examen ophthalmoscopique ne montre rien de particulier. Le malade nous raconte alors avoir eu de l'héméralopie pendant trois jours en 1868, étant alors au camp de Châlons ; cette héméralopie ne s'est jamais reproduite depuis cette époque.

Le traumatisme paraît surtout avoir laissé des traces sur les facultés intellectuelles et affectives du malade. Sa mémoire est très affaiblie : il se rappelle assez bien les choses qui se sont passées avant son accident, mais celles qui ont eu lieu depuis cette époque laissent en lui peu de souvenirs; il a toujours bégayé un peu, mais depuis l'accident surtout la parole est devenue très hésitante et parfois il parle très difficilement. Sa femme nous dit qu'il manque tout à fait de volonté et d'équilibre, il désire souvent des choses impossibles, mais il suffit de quelques paroles pour l'en dissuader, d'autres fois il devient furieux sans raison.

Observation XVIII.

Déchirures traumatiques du cerveau et du bulbe, nystagmus. (Waters. *Médico-chirurgical Transactions*, vol. XLVI, p. 115.

En février 1863, un marin de 23 ans, travaillant à bord de son navire, est frappé au côté gauche de la face par une barre de cabes tan; il est renversé et immédiatement porté à l'hôpital du Nord à Liverpool. Il pouvait ouvrir, et fermer les yeux à volonté. Les pupilles étaient plus dilatées qu'à l'état normal; elles fonctionnaient irrégulièrement et il y avait du nystagmus. Il mourut subitement trente-quatre heures après l'accident.

A l'autopsie on trouva une déchirure superficielle de la face supérieure de l'hémisphère droit du cerveau. La moëlle allongée, à sa face postérieure et du côté droit, était le siége d'une extravasation sanguine, s'étendant en dehors de la pie-mère et dans la substance de la moëlle. L'épanchement était dû à deux déchirures de la substance nerveuse. De ces deux déchirures l'une enveloppait le presque totalité des fibres du corps restiforme et une partie de la substance grise se trouvant à la base du quatrième ventricule; l'autre était située dans la pyramide postérieure, au-dessous et à droite du bec du calamus scriptorius.

Observation XVIV.

Fracture du crâne. Nystagmus. Ecrasement du pied. Mort. (Extrait des cahiers de M. Panas.)

Jarrigien (Sylvain), 39 ans, maçon, entre le 12 août 1877 à l'hôpital Lariboisière, salle Saint-Ferdinand, service de M. Panas.

L'accident fut produit par la chute de grosses pierres sur la tête et le pied. Perte de connaissance. Ecoulement de sang par l'oreille.

A la face interne du pied gauche, plaie, écrasement du calcanéum, décollement de la peau dans la région plantaire. (Contre-ouverture, drain, pansement de Lister.)

Le malade était dans la prostration la plus complète et présentait une paralysie du bras gauche. Le membre inférieur de ce côté avait conservé un certain degré de sensibilité. Du côté droit, on observait de la paralysie faciale; les membres de ce côté avaient conservé la sensibilité normale.

La paupière supérieure gauche présentait une ecchymose assez considérable, et les yeux étaient animés d'un mouvement incessant de droite à gauche et réciproquement, avec prédominance du mouvement conjugué vers le côté gauche (mouvement analogue au mouvement gyratoire des animaux chez lesquels on a déterminé une lésion des pédoncules cérébelleux.) Le malade est resté plongé dans le coma toute la journée et toute la nuit.

Il reste dans cet état jusqu'à sa mort, 14 août à 7 heures du matin.

L'autopsie n'a pu être faite.

Nous n'avons observé, et, malgré d'assez nombreuses recherches bibliographiques, nous n'avons pu trouver aucun cas de paralysie traumatique du muscle grand oblique. Cette absence totale de document ne prouve cependant pas que la paralysie du nerf de la quatrième paire ne puisse succéder à des traumatismes cérébraux. La paralysie du grand oblique est de beaucoup la plus rare de toutes les paralysies oculaires et surtout c'est la moins évidente et celle qu'il est le plus difficile de diagnostiquer. Cette affection aurait donc pu se montrer dans un bien grand nombre de cas sans être notée par des observateurs non prévenus.

CHAPITRE V.

PRONOSTIC ET TRAITEMENT.

Le pronostic des paralysies traumatiques des muscles de l'œil se déduit assez nettement de la lecture des observations précédentes. Souvent la paralysie n'offre qu'une importance secondaire au milieu de désordres beaucoup plus graves. Lorsqu'elle existe seule, elle peut guérir si elle est due à une compression du tronc nerveux par un caillot sanguin qui peut se résoudre par la suite ou à la compression par le cal qui deviendra plus tard moins saillant.

Au contraire, il ne peut y avoir aucune espérance de guérison quand le noyau d'origine ou le tronc nerveux lui-même sont détruits. Il existe encore un cas où le strabisme peut devenir permanent sans que la paralysie elle-même persiste, c'est celui dans lequel des altérations de la papille et de la rétine rendent l'œil complètement amaurotique.

Le traitement offre peu de ressource ; c'est à peine si, dans certains cas d'enfoncement du crâne au niveau du pli courbe avsc ptosis immédiat, on pourrait songer a appliquer sur ce point une couronne de trépan ; on se rappellerait pour cela le point de repaire indiqué par M. Pozzi, c'est-à-dire que l'on trépanerait à 3 centimètres en arrière du sommet de la bosse pariétale du côté opposé.

Dans tous les autres cas, on traitera ces paralysies par les moyens ordinaires : iodure de potassium pour faciliter la résorption des exsudats, courants continus sur le pourtour de l'orbite, enfin on pourra chercher à remédier chichirurgicalement à la chute de la paupière supérieure.

CONCLUSIONS.

Les paralysies oculaires consécutives aux traumatismes cérébraux sont assez communes, en particulier après les fractures du crâne, mais on ne les a pas encore suffisamment recherchées. Elles portent le plus souvent sur le nerf moteur oculaire externe.

Ces paralysies peuvent être dues à une lésion de l'écorce cérébrale dans la région du pli courbe, cependant il n'existe pas pour les yeux de localisation motrice dont l'existence ne puisse être fortement ébranlée par la critique.

Aussi le strabisme paralytique que l'on observe après des traumatismes est généralement dû à des lésions soit des cordons nerveux moteurs de l'œil, soit de leurs noyaux d'origine. Pour ces derniers, les lésions consistent en leur destruction par une hémorrhagie ou par une déchirure du plancher du quatrième ventricule dans le cas de choc céphalo-rachidien. Les troncs nerveux peuvent être rompus, déchirés, tiraillés, ou comprimés par des hémorrhagies, des exsudats ou un cal osseux.

Les symptômes ne diffèrent pas de ceux des paralysies de cause organique. Le pronostic dépend de la nature de la lésion et de l'état du globe oculaire.

TABLE DES MATIÈRES.

Paris. — A. PARENT, imprimeur de la Faculté de Médecine, rue M.-le-Prince, 29-31.

www.ingramcontent.com/pod-product-compliance
Ingram Content Group UK Ltd.
Pitfield, Milton Keynes, MK11 3LW, UK
UKHW031949260826
14628UKWH00004B/1951

9 782019 660307